AF411235

HYGIÈNE DOMESTIQUE;

OU L'ART

DE CONSERVER LA SANTÉ

ET DE PROLONGER LA VIE,

Mis à la portée des gens du monde.

Ouvrage qui contient, entr'autres choses utiles, des préceptes simples et raisonnés sur l'éducation physique des Enfans, l'usage des bains, le choix des alimens, la conservation des yeux et la direction des affections de l'ame.

Traduction libre et élaguée de l'ouvrage anglais du
Dr. WILLICH ;

A laquelle on a joint un grand nombre de Notes critiques et explicatives ,

Par E. M. ITARD,

Médecin de l'Institution Nationale des Sourds - Muets.

Entretenir les forces du corps et le calme des humeurs , alonger le fil de la vie, c'est à quoi on ne s'est pas assez étudié.

Bacon. (Analyse.)

TOME SECOND.

PARIS,

Chez Ducauroy , Imp.-Libraire, rue S.-Jacques, N°. 279.
Déterville, Libraire, rue du Battoir , N°. 16.

AN XI — 1802.

HYGIÈNE DOMESTIQUE,

OU L'ART

DE CONSERVER LA SANTÉ,

ET DE PROLONGER LA VIE.

SECONDE PARTIE.

CHAPITRE VI.

De la boisson et des épices.

On a calculé que le corps humain se renouvellait plusieurs fois en totalité , par suite de ses pertes et de ses réparations continuelles. Il n'est pas indifférent pour le sujet que nous allons traiter, dans ce chapitre, de remarquer que la plus grande partie de ces pertes s'opère aux dépens de nos humeurs et des liquides les plus ténus que les organes excrétoires et les vaisseaux exhalans sur-tout, versent comme par torrent à la surface de la peau.

Ainsi les moyens de réparation doivent jusqu'à un certain point , s'accorder avec la nature de ces pertes , et c'est dans cet in-

HYGIÈNE DOMESTIQUE;

OU L'ART

DE CONSERVER LA SANTÉ,

ET DE PROLONGER LA VIE,

Mis à la portée des gens du monde.

Ouvrage qui contient, entr'autres choses utiles, des préceptes simples et raisonnés sur l'éducation physique des Enfans, l'usage des bains, le choix des alimens, la conservation des yeux et la direction des affections de l'ame.

Traduction libre et élaguée de l'ouvrage anglais du
Dr. WILLICH ;

A laquelle on a joint un grand nombre de Notes critiques et explicatives ,

PAR E. M. ITARD,

Médecin de l'Institution Nationale des Sourds - Muets.

Entretenir les forces du corps et le calme des humeurs , alonger le fil de la vie, c'est à quoi on ne s'est pas ç ssez étudié.

BACON. (Analyse.)

TOME SECOND.

PARIS,

Chez Ducauroy , Imp.-Libraire, rue S.-Jacques, N°. 279.
Déterville, Libraire, rue du Battoir, N°. 16.

AN XI — 1802.

HYGIÈNE DOMESTIQUE,

OU L'ART

DE CONSERVER LA SANTÉ,

ET DE PROLONGER LA VIE.

SECONDE PARTIE.

CHAPITRE VI.

De la boisson et des épices.

ON a calculé que le corps humain se renouvellait plusieurs fois en totalité , par suite de
ses pertes et de ses réparations continuelles.
Il n'est pas indifférent pour le sujet que nous
allons traiter, dans ce chapitre, de remarquer
que la plus grande partie de ces pertes s'opère
aux dépens de nos humeurs et des liquides
les plus ténus que les organes excrétoires
et les vaisseaux exhalans sur-tout, versent
comme par torrent à la surface de la peau.

Ainsi les moyens de réparation doivent
jusqu'à un certain point , s'accorder avec
la nature de ces pertes , et c'est dans cet in-

tention que la nature a mis en nous une appétence générale pour les substances liquides ou la soif. Remarquons que celle-ci est d'autant plus vive, que nous avons fait une déperdition plus grande et plus prompte de nos humeurs ; comme après des sueurs abondantes ou des flux d'urine très-copieux.

Il ne faut cependant pas conclure de-là que les boissons soient exclusivement destinées aux réparations des humeurs, elles seraient certainement insuffisantes ; par - là même que presque toutes nos pertes sont de nature liquide, et qu'en outre, la faiblesse qui est la en suite naturelle , ne peut être réparée que par des alimens nourrissans.

Les boissons ont encore pour usage immédiat de favoriser la digestion des substances solides ; car la soif que nous éprouvons en mangeant est presque toujours en raison directe de la sécheresse des alimens. Les oiseaux qui ne vivent que de graines, boivent beaucoup. Les lapins et autres animaux herbivores qui ne se nourrissent que de végétaux très-aqueux n'ont jamais recours à la boisson.

10. *De la quantité de la boisson.*

En général on doit boire en plus grande quantité qu'on ne mange. La quantité de nos fluides surpassant celle de nos solides, il doit plus se secréter des uns que des autres. On peut donner pour règle générale de prendre environ le double de liquide avec des alimens secs; mais cela ne peut exactement s'observer ni s'appliquer dans tous les cas.

Plus on mange à la fois et plus les alimens sont secs, plus on doit boire. Les phlegmatiques ont moins de disposition à boire que les sanguins et les colériques. Les hommes qui travaillent doivent boire davantage que ceux d'une vie sédentaire, et plus en été qu'en hiver, afin de remplacer les humeurs évacuées par la transpiration.

Le matin, en se levant, on se sent, en général, une disposition à boire, qu'on satisfait avec du thé, du café et autres liqueurs chaudes. L'eau serait, sans contredit, dans ce moment, le meilleur breuvage. Un verre d'eau fraîche et pure, et après lui un morceau de pain, avec du fruit ou même avec du beurre, seraient un déjeûner très-sain, qui précipiterait les restes de la digestion de la veille et fortifierait le corps. Une jatte de lait de vache et un morceau de pain rassis sont un excellent déjeûner au printemps et en été, quand l'estomac n'est pas chargé de mucus ou fatigué par des excès bachiques.

Il est nuisible de boire beaucoup pendant

T

le repas, l'estomac devient alors incapable de recevoir la quantité convenable d'alimens. La bière ou l'eau froide ne conviennent point avec des mets chauds, et les dents souffrent également des substances chaudes et froides, prises dans une succession immédiate. Dans les jours chauds de l'été, il est presqu'impossible de différer de boire jusqu'à la fin du dîner ; et il est plus nécessaire ou moins nuisible d'agir différemment. Mais si l'on est obligé de boire pendant le repas, il vaut mieux, pour la digestion, ne boire que de l'eau en petite quantité, parce que l'eau pure, s'accordant avec tous les mets sans exception, convient mieux pendant qu'on mange. Cependant un verre ou deux de vin, pendant le dîner, sont très bons pour la digestion, surtout aux personnes âgées et faibles.

Il y en a qui conseillent de ne jamais boire sans manger quelque chose ; mais celui qui ne boit que quand la nature l'exige, n'a pas occasion de manger toutes les fois qu'il boit. Les personnes, au contraire, qui se sont accoutumées à boire plus qu'il ne faut, ou à faire usage de liqueurs chaudes, stimulantes et enivrantes, feront toujours bien de manger du pain ou autre aliment solide en buvant. On ne doit, en effet, commencer à boire que quand l'appétit est satisfait, et boire alors graduellement pendant la digestion. Trop de boisson trouble cette fonction et donne beaucoup de vents. D'un autre côté, trop peu de boisson est également contraire ; la digestion en est affaiblie, plusieurs parties d'alimens restent sans dissolution et sont perdues, en conséquence, pour la nutrition.

2. *De la qualité de la boisson.*

IL y a dans le grand nombre de boissons, une diversité presqu'aussi grande que dans celui des alimens. L'eau, elle-même a des qualités très-différentes, suivant les particules dont elle est imprégnée et les lieux d'où on la tire. L'eau de puits, de fontaine, de rivière, de lac, de marais, et les diverses eaux minérales diffèrent toutes dans leurs propriétés sensibles. L'eau froide et chaude produit des effets différens. La première, quand on en use modérément, fortifie l'estomac et ne devient affaiblissante, que quand on la boit en trop grande quantité. L'eau chaude est toujours relâchante ; elle l'est encore davantage quand on en boit copieusement ; elle reste plus long-temps dans l'estomac que l'eau froide, et, par conséquent, est plus oppressive. Une liqueur froide stimule l'estomac, mais une chaude diminue son énergie.

Un verre de vin vieux ou quelqu'autre liqueur spiritueuse peut être très-utile quand l'estomac est plein de boisson , et son activité ralentie. L'eau n'est nourrissante qu'en ce qu'elle remplace les parties aqueuses que nous perdons continuellement ; elle est la base de tous les autres liquides , et plus ils en contiennent , mieux ils provoquent la digestion.

L'eau de source est plus légère et plus pure que les autres eaux. Celle de puits est plus ou moins pure , selon qu'elle passe sur des couches de terre qui contient des particules solubles. Les puits ouverts dans un sol sablonneux , sont les plus salubres , parce que l'eau en est plus complettement filtrée. Ceux dont on se sert le plus souvent possèdent une eau meilleure , pourvu qu'on n'y introduise point de substances impures ; car plus l'eau reste long-temps immobile , plus promptement elle subit une sorte d'altération. L'eau de puits , enfin , peut être purifiée , en la filtrant à travers du sable et de petits cailloux , et, mieux encore , au moyen des pierres à filtre.

L'eau de rivière est plus pure , quand elle coule sur un terrein sablonneux et pierreux , que quand elle passe sur des lits fangeux, ou à travers des villes , des villages et des forêts dont elle reçoit beaucoup de substances hétégènes. Le poisson , les animaux amphibies et les plantes rendent l'eau mal-propre. Enfin , plus le cours d'une rivière est rapide , plus promptement elle se purge de particules fétides , et plus l'eau devient pure.

L'eau de lac ressemble beaucoup , par ses propriétés , à l'eau de rivière , mais comme elle est moins agitée , elle est plus impure , et convient mieux pour laver, que pour servir à la préparation de nos mets.

L'eau de pluie est également impure , parce qu'elle contient plusieurs particules salines et huileuses , qu'elle se putréfie promptement , et qu'elle est principalement composée des exhalaisons réunies des animaux , des végétaux , des minéraux , d'une quantité innombrable de petits insectes et de leurs œufs , de graines de plantes et autres semblables. Elle est particulièrement impure dans les lieux remplis de vapeurs nuisibles , tels que les pays marécageux et les villes à grandes manufactures. Dans les situations élevées et à distance des exhalaisons impures, quand les vents ne soufflent pas trop fort et après une légère ondée , l'eau de pluie est alors trèspure ; elle l'est cependant moins dans l'été que dans l'hiver.

L'eau de neige possède les mêmes qualités que l'eau de pluie , mais elle est plus pure ;

toutes deux sont molles, c'est-à-dire, qu'elles n'ont pas tant de particules minérales et terreuses que les eaux de source, de puits et de rivière. La grêle, se formant dans les plus hautes régions de l'atmosphère, est encore plus pure à cause de sa congélation, car, dans cet état, elle ne peut aisément s'imprégner d'impuretés. Enfin, la rosée est plus ou moins pure, selon les différentes régions et saisons.

Comme la santé de l'homme dépend principalement de la pureté et de la salubrité de l'eau dont il se sert, on doit, lorsque cela est nécessaire, la dépouiller de ses qualités pernicieuses, soit en la faisant bouillir, soit en la filtrant ; mais, plus efficacement, en la distillant. On peut corriger, au moyen d'un acide, les substances putrides qui sont dans l'eau. Une demie-once d'alun en poudre rendra douze gallons d'eau corrompue, pure et transparente, dans l'espace de deux heures, sans lui communiquer aucune qualité astringente. Dans de longs voyages, une petite quantité de chaux-vive peut préserver l'eau de la corruption. Pour l'empêcher de se putréfier en mer, on met dans chaque tonneau un peu d'acide sulfurique qui la conserve pure et saine pendant un an. On a remarqué aussi que la poussière de charbon de terre est excel-

lente pour arrêter la tendance putride de l'eau.
On doit , pour cette raison , bien brûler l'intérieur des fonds des tonneaux , dont on se
sert à bord des vaisseaux , afin de préserver
l'eau de la corruption. Le vinaigre ou tout
autre acide est aussi très-propre à corriger
l'eau putride , et l'on peut le mêler , en petite
quantité , avec elle , pour prévenir ses mauvais effets.

On peut diviser le vin en cinq classes principales.

1°. Les vins doux , tels que ceux de Hon-
grie , d'Espagne , de Grèce , de Malaga , de
Malvoisie , de Madère , et le vin du Cap.
S'ils sont naturels , s'ils n'ont point été altérés avec du sucre , du miel , etc. et s'ils ont
bien fermenté , ils sont une boisson des plus
salutaires pour les personnes faibles et con-
valescentes.

2°. Les vins faiblement acidules , tels que
le vin vieux du Rhin , de Champagne , de
la Moselle , du Necker , de Franconie et
d'Autriche ; les vins du Rhin , de la Moselle
et de Champagne sont les meilleurs.

3°. Les vins acides et aigres , parmi lesquels sont la plûpart des vins de Franconie,
de la Thuringe , de Saxe , de Silésie et de
quelques parties du Brandebourg. Ces vins ,
en général , sont sujets à causer des maux

de tête , d'estomac , et sont, en outre, d'un goût désagréable.

4°. Les vins doux-acidules , particulière-ment ceux de France , tels que le vin blanc ordinaire et le clairet. Ceux-ci sont sains , pourvu qu'ils ne soient ni trop vieux , ni trop nouveaux.

5°. Les vins astringens , comme le vin de Porto , de Bourgogne , le vin sec ou dur de Madère et autres, doivent, à cause de leur nature échauffante et astringente , être prin-cipalement employés comme remèdes toni-ques.

Il y a une grande quantité de vins de fruits qu'on fait fermenter comme les vins de raisin. Tel est par exemple, le vin de groseilles. Mais les vins artificiels de ce pays sont , en général, sujets à de fortes objections. On peut en distinguer le cidre et le poiré qui sont, à pro-prement parler, des vins de pommes et de poires. On fait , dit-on , généralement fer-menter , et l'on tient le cidre et le poiré , dans des vaisseaux de plomb; ou du moins on passe les pommes et les poires à travers des tubes de plomb. Ce métal étant prompte-ment dissous par l'acide , s'introduit gra-duellement dans le corps , et cause des coli-ques douloureuses et opiniâtres , et souvent pour le moins des constipations habituelles ,

à ceux qui font un libre usage de ces liqueurs.

A l'égard des parties constitutives du vin,
je remarquerai seulement que chaque espèce
est composée de parties principales, l'eau,
l'alkool ou l'esprit pur et le sucre. Si l'on
pouvait combiner ces trois substances aussi
intimément qu'elles le sont dans le vin, et si
l'on ajoutait ensuite les aromates propres à
leur donner l'odeur particulière du vin, il
n'y a point de doute qu'on imiterait parfaitement toute sorte de vin quelconque. Mais le
plus grand obstacle à cette spéculation, c'est
la longueur du temps que demandent les
vins pour arriver à une maturité parfaite,
et, qui, dans les vins faits, doit encore être
prolongée.

Plus le vin contient d'eau, mieux il convient à table ; mais quand il est faible, il est
plus propre à étancher la soif. Les vins forts
au contraire la provoquent, parce qu'ils sont
échauffans, et qu'ils stimulent les organes sé-
crétoires. Comme toute espèce de vin contient une plus ou moins grande quantité d'a-
cide, ils sont tous un excellent remède antiseptique, et c'est pour cela qu'on en donne
copieusement dans les ulcères putrides et
dans les fièvres malignes. Pris avec modération, le vin augmente la circulation des flui-

des, dilate les vaisseaux sanguins, provoque les sécrétions et les excrétions, et donne de la force à toutes les fonctions du corps. Mais la force et la vigueur que le vin communique ne durent qu'autant qu'il reste dans l'estomac, et que le stimulant, reçu par les nerfs de l'estomac, se propage au cerveau. Ceci explique la raison pour laquelle les liqueurs fortes sont si enivrantes, quand on les boit à jeûn.

L'enivrement est, à tous égards, semblable à un commencement d'apoplexie ou de paralysie. L'homme ivre chancelle, sa langue perd la faculté de parler, il bégaye et il voit les objets doubles, se mouvant circulairement. L'esprit est également affecté, et l'imbécillité est un effet concomitant de cet état. Si l'enivrement parvient à son plus haut degré, il n'y a plus aucune différence entre son état et la véritable apoplexie, tous les organes sont paralysés, excepté le cœur et le poumon qui continuent de se mouvoir.

L'enivrement dépend aussi beaucoup de la constitution du corps et autres circonstances. Ainsi des personnes s'enivrent plus vîte dans un lieu froid, lorsque la transpiration est diminuée, et quand le sang reflue vers les parties centrales. La même chose arrive à jeûn ; mais on peut l'empêcher en mangeant un peu , par intervalles , sur-tout des substances grasses et huileuses. Les personnes d'une grande sensibilité et d'une grande irritabilité , ou après un exercice violent , sont plus sujettes à s'enivrer que celles d'un tempérament froid et phlegmatique.

On doit, pour ces raisons, porter , sans délai, une personne très - ivre , dans une chambre dont la température soit modérée ; la placer sur un lit , entre deux couvertures, la tête relevée , afin de provoquer la circulation du sang de la tête et des organes intérieurs vers la surface du corps et les extrêmités inférieures ; lâcher tout ce qui la gêne, comme les jarretières , le col de chemise, etc. et lui mettre les pieds dans de l'eau tiède , qui ne passe pas le 88e degré de Farenheit. Il faut lui donner beaucoup de thé et autres boissons délayantes. Un doux emétique est souvent très-utile.

Après un bon sommeil , qui a fait cesser l'enivrement , tout le corps se sent faible et tremblant , et l'estomac dérangé. Dans cet état, l'organe digestif est généralement troublé par beaucoup d'acide , qu'on peut éloigner au moyen d'une substance absorbante, telle que la magnésie ; après cela , on peut employer les remèdes fortifians , comme le vin rouge chaud, la biere douce chaude, avec du gingembre , du café fort et autres boissons semblables.

L'usage abondant du vin , lors même qu'il ne cause pas l'enivrement , est cependant très-affaiblissant pour l'estomac. Il excite la diarrhée , dessèche les fibres , amène la maigreur , l'hydropisie , et l'hébétude des facultés intellectuelles. Les jeunes gens plethoriques , et ceux qui ont l'estomac et les poumons faibles , ne doivent point s'accoutumer à l'usage du vin. C'es une pratique très-pernicieuse que d'en donner aux enfans ou aux adolescens , à moins que ce ne soit en très-petite quantité. En un mot , on ne doit employer le vin que comme un remède ou un médicament héroïque , si l'on veut qu'il produise des effets salutaires. Il est très-bon aux phlegmatiques , aux vieillards , à ceux qui sont disposés à la flatulence , et après un repas copieux , pourvu qu'on en use avec prudence et modération.

L'usage où l'on est d'altérer souvent les vins avec du sucre de plomb et autres ingrédiens pernicieux , afin de les rendre plus agréables au palais, m'engage à prier le lecteur de donner quelqu'attention à cet important objet , pour qu'il puisse être en état de découvrir ces dangereux mélanges, qui peuvent exposer sa santé et même sa vie. Il y a des altérations de vin qui sont innocentes, et d'autres extrêmement dangereuses. On fait souvent les vins rouges ordinaires, de vins blancs nouveaux, aigres et à demi gâtés, en les teignant de saumure et autres bois ou graines rouges. Pour les rendre plus forts et plus piquans, on se sert d'une infinité d'épices, tels que le galangua, le cardamome, le macis et autres semblables. On y ajoute quelquefois du mout de vin et du mout de b.ere, et on les laisse fermenter ensemble avec des vins impurs ; pour leur donner l'odeur de muscade, on se sert souvent des feuilles d'une espèce de sauge, qui a une odeur forte et stupéfiante, etc.

Tous les vins frélatés et ceux que nous appellons vins de la Grande-Brétagne, bus en certaine quantité, sont plus ou moins préjudiciables à la santé ; car dans le mode le plus innocent de les préparer en grandes quantités, les manipulateurs sont portés à les assaisonner d'épices échauffantes et stimulantes ; mais de toutes les altérations de vin, la plus délétère est celle que l'on fait avec diverses préparations de plomb, afin de lui donner une saveur douce. Cette infâme pratique fut portée, il y a plusieurs années, à Paris à un tel excès, qu'on ne pouvait expliquer la prodigieuse quantité de vinaigre qui entrait aux barrières. On découvrit enfin que ce vinaigre n'était composé que de vins aigres et frelatés, qu'on les importait sous le nom de vinaigre, pour les soustraire au droit imposé sur les vins à leur entrée dans Paris, et que le sucre de plomb, joint à des terres absorbantes, servait à changer ces vinaigres en vins doux qui faisaient périr plusieurs milers de personnes. Ce secret, de la plus haute importance pour la santé des citoyens, fut déclaré par un vieux et riche marchand de vin, qui se trouvant prêt à mourir, voulut par cet aveu soulager sa conscience de ce funeste secret.

Ces vins frelatés agissent comme des poisons lents ; ils causent d'abord du mal de tête, des douleurs d'estomac, du mal-aise, de la toux, de la difficulté de respirer ; ensuite des coliques, une constipation continuelle et enfin la paralysie et la consomption. Les vaisseaux de cuivre dont se servent aussi quelques marchands de vin en détail, pour tirer le vin ou le cidre, sont de l'usage le plus dangereux, parce qu'il se mêle aisément du vert-de-gris avec la liqueur.

On peut reconnaître les vins frelatés aux caractères suivans ; quand le vin blanc est d'un goût douceâtre, ensuite astringent, et en même temps nouveau ; quand le vin rouge a une vive couleur et extraordinaire , et qui n'est pas en proportion de sa force et de son âge , et quand il a une odeur d'eau-de-vie , qui pénétre la langue, ou toute autreodeur extraordinairement forte. Les vins rouges , d'une couleur très foncée ou très-faible, d'un goût de bois ou aigre ; et ceux qui couvrent l'intérieur du verre ou le fond des bouteilles d'un sédiment rouge , sont généralement teints par quelque substance colorante.

On peut aisément découvrir si les vins sont ou teints ou frelatés avec du sucre brûlé, ou autres moyens analogues. On emploie, sans crainte d'y être trompé , la méthode suivante : on emplit une petite phiole du vin que l'on croit frelaté , on en bouche l'orifice avec le doigt , on plonge la phiole renversée dans un vase d'eau; on retire le doigt de l'orifice ; si le vin est frelaté , la substance avec laquelle il est fait s'échappe visiblement de la phiole et se mêle avec l'eau , parce qu'elle est très-ordinairement plus pesante qu'elle.

Ces altérations sont cependant peu nuisibles à la santé , quand elles ne contiennent point de molécules métalliques. Nous avons, pour découvrir ces substances , un excellent moyen chimique , inventé par un professeur d'Allemagne. On le prépare ainsi :

On agite, dans deux onces d'eau distillée, une dragme de foie de souffre sec et deux dragmes de crême de tartre, jusqu'à ce que l'eau soit complettement saturée de ces substances ; on filtre alors la liqueur à travers du papier brouillard, et on la garde dans une phiole, hermétiquement bouchée. On verse seize à vingt gouttes de cette liqueur dans un petit verre de vin, qu'on soupçonne frelaté. Si le vin ne fait que s'épaissir avec des nuages blancs, et ne dépose qu'un sédiment, on peut être certain qu'il ne contient aucun ingrédient métallique. Mais s'il noircit, ou même devient fangueux, si sa couleur approche d'un rouge noir, si, ayant d'abord une saveur douce, elle est devenue astringente, il est certainement imprégné de sucre de plomb, ou de quelqu'autre préparation de ce métal, également nuisible ; si cependant sa couleur noire est d'une teinte bleue peu différente de celle de l'encre pâle, on peut soupçonner que le vin contient du fer dans sa composition. Enfin si le vin est imprégné de cuivre ou de ver-de-gris, il déposera un sédiment d'une couleur grise noirâtre. Cette expérience doit se faire avec la liqueur fraîchement préparée et en plein air.

Il faut de plus faire attention que les vins blancs sont très-souvent colorés avec du su-

cre

cre brûlé et d'autres substances végétales. Ils
acquièrent une couleur plus noire lorsqu'ils
sont tenus dans des tonneaux de bois de chêne
ou lorsqu'ils contiennent beaucoup de tartre.
Dans tous ces cas la liqueur ci-dessus les rend
un peu plus noirs ; mais le sédiment n'a pas
une couleur uniforme , et n'est composé que
de rayes brunes. Tout le monde sait que tous
les vins blancs , pour être conservés , doivent être imprégnés d'un peu de soufre.
Quand on s'en sert avec modération , il ne
peut être nuisible à la santé ; mais si on en
employe une trop grande quantité , le vin
cause de la chaleur et de la soif , enivre
promptement, et produit des éruptions cutanées , du mal de tête , et quantité de symptômes nerveux. Rien de plus facile que de reconnaître la présence du soufre ; car en
mettant un morceau d'argent, ou même une
coque d'œuf dans un vin surchargé de soufre , il noircit aussitôt.

On frelate quelquefois les vins en y mê-
lant de la chaux vive , afin de produire une
belle couleur de rubis. Si l'on verse de ce vin,
dans un plat , et qu'on l'y laisse un jour ou
deux , il se forme , à la surface , une croûte
mince ou pellicule , qui est de la chaux ,
auparavant tenue en dissolution. On assure
que ces vins , employés pendant un certain

laps de temps , causent la goutte et des affections calculeuses.

L'altération du vin la plus innocente , et peut-être la plus fréquente , est celle qui se fait avec de l'eau. Si l'on verse un peu de vin sur de la chaux vive , et qu'il la dissolve, il contient certainement de l'eau. Mais si la chaux continue de rester entière , le vin est pur et sans mélange.

Les liqueurs fortes sont toutes celles qu'on obtient en faisant fermenter des végétaux , et sur-tout des substances farineuses , et en les soumettant ensuite à la distillation. Toutes les liqueurs distillées contiennent une grande quantité d'alkool ou esprit-de-vin , une quantité d'eau plus ou moins grande et en genéral un peu d'huile empyreumatique, sur-tout quand elles n'ont été distillées qu'une fois , ou quand la distillation a été trop promptement faite. Les liqueurs pures sont exemptes de cette huile. Elles doivent être composées de 55 parties d'alkool , et de 45 d'eau distillée sur cent. L'esprit de vin rectifié ne doit avoir que cinq parties d'eau sur cent.

Les effets enivrans des liqueurs ne sont que trop connus. Leur force n'est pas beaucoup augmentée quand elles sont distillées sur l'anisette ou le carvi ; mais elles sont plus échauffantes et pernicieuses à la santé[1], quand elles sont distillées sur la canelle , sur le clou de girofle , ou autres épices aussi énergiques.

Les liqueurs sont très - contraires après qu'on a pris des alimens gras et forts ; car au lieu d'en provoquer la dissolution et la digestion dans l'estomac , elles tendent plutôt à les retarder. On peut s'en convaincre en faisant attention aux effets qu'elles produisent sur les substances inanimées. Elles les préservent plus efficacement qu'aucun autre liquide de, la dissolution et de la putréfaction. Elles doivent donc empêcher la digestion et rendre les alimens forts encore plus indigestes. (42)

Les liqueurs fortes combinées avec des acides , tels que le punch , deviennent encore préjudiciables , sur - tout après avoir mangé du fruit ou quelque acide végétal. Malgré le fréquent abus des liqueurs , elles fournissent cependant un des plus excellens antiseptiques , et sont très - utiles pour prévenir les mauvais effets d'une atmosphère humide et froide , des vapeurs pestilentielles , de l'humidité d'un camp , et , quelquefois aussi , d'une abstinence temporaire.

Les liqueurs distillées peuvent, avec certaines restrictions, être utiles aux personnes à fibre lâche; mais elles sont évidemment per-

nicieuses à celles dont les fibres sont déjà rigides ; elles tendent à amener une vieillesse
prématurée. Elles arrêtent l'accroissement des
jeunes personnes et leur sont, en tout, très-
contraires.

On peut aisément s'appercevoir par ceux
qui sont adonnés à l'usage des liqueurs spiritueuses, qu'elles nuisent au corps autant qu'à
l'esprit. Ces personnes sont atteintes d'affections nerveuses de tous genres, perdent la mémoire et deviennent hypocondriaques.

La biere, considérée sous le rapport de
ses parties constituantes, contient de l'eau,
de la dreche et du houblon. Cette liqueur a
reçu différens noms, et elle possède différens degrés de salubrité, suivant la quantité,
la qualité et la manière de la composer.
Plus on employe d'eau pour brasser la biere,
et meilleure elle est pour étancher la soif.
Mais elle est moins bonne pour cet effet,
lorsqu'elle contient une grande quantité de
principes mucilagineux et saccarins. La
biere forte est donc très-nourrissante et peut
être employée, avec avantage, comme très-
nourrissante pour les personnes maigres.

Il y a dans la biere beaucoup de variétés,
suivant les degrés de fermentation. Quelques-unes, telles que celles faites d'avoine,
dans quelques parties de l'Allemagne, et à

peine fermentées, sont très-rafraîchantes en été, mais se gâtent bientôt ; d'autres ne sont qu'à demi fermentées, comme la biere noire de Dantzig ; d'autres encore le sont dans un degré suffisant, comme notre porter et notre biere douce. Il y en a enfin qui sont plus que suffisamment fermentées, telle que la petite biere de Burton, et la plûpart dès bieres fortes des brasseries, toutes sont différentes dans leurs effets, suivant les divers degrés de fermentation.

Toute biere est sujette à fermenter, à cause de ses parties constituantes. Si elle n'est pas fermentée convenablement, elle le fait dans l'estomac. L'acide carbonique se dégageant dans le corps, distend l'estomac, les intestins, et cause la flatulence. Cependant, bue en petite quantité, elle n'est suivie d'aucun grand inconvénient, sur-tout en été et dans les climats chauds. On s'en sert avec beaucoup d'avantage, en mer, contre le scorbut.

Ceux qui ont les gencives gâtées, douloureuses et saignant au moindre contact, doivent boire une demi-pinte de mout de bierre, ou de bierre non fermentée, tous les matins et soirs, et tenir la liqueur le plus long-temps qu'ils peuvent dans leur bouche.

Plusieurs personnes regardent la biere

qui mousse beaucoup comme excellente , et elles avalent cette mousse avec avidité avant qu'elle disparaisse. Mais ce n'est pas là une preuve de son excellence ; c'en est plutôt une de sa fermentation imparfaite qui continue et s'achève dans l'estomac. On augmente aussi cette mousse en y ajoutant des ingrédiens nuisibles. Le gaz acide carbonique, dégagé de cette biere dans l'estomac et les intestins , produit une distension douloureuse, et pour cette raison , il est dangereux d'aller dans des caves où la biere en fermentation produit, comme le vin , un gaz nuisible.

Des bouteilles pleines de biere , de petite biere ou de porter, qui ne sont pas bien bouchées , donnent à la liqueur un goût aigre et désagréable ; alors elle cause la flatulence, des coliques et des spasmes. La biere mise en bouteilles dans le temps convenable et bien bouchée, conserve son gaz et son goût agréablement piquant. Elle est très-bonne et très-nourrissante , elle sert à étancher la soif , et n'affecte pas la digestion , comme le vin.

Toute biere nouvelle n'est pas également agréable à l'estomac, on doit s'abstenir de l'usage de celle à laquelle on ne peut s'habituer dans le cours de deux ou trois semaines. Vu la grande variété de biere qu'on rencontre en voyageant, il vaut mieux n'en point boire alors, et se servir, au lieu d'elle, de limonade, dans la saison chaude, et de vin ou de liqueurs, mêlés d'eau, quand on voyage dans une saison chaude et humide.

La biere, en général, est nourrissante et tend à engraisser ceux qui ont les fibres séches et rigides, et un tempérament bilieux. C'est pour cela que les habitans des pays où la biere est la principale boisson, sont ornairement plus phlegmatiques et plus indolens que ceux des pays à vin. Il y a cependant plusieurs sortes de biere dans lesquelles il entre une plus grande quantité de grain qu'il n'est nécessaire, qui contenant beaucoup d'alkool, sont échauffantes et enivrantes. Telles sont, par exemple, notre biere de Burton et plusieurs autres, ainsi que toutes les espèces fortes de biere étrangère.

La biere légère et bien fermentée est saine et donne en même temps une espèce de nourriture diluente. La biere la plus légère convient mieux aux personnes déjà pléthoriques ou disposées à devenir corpulentes. La bierre épaisse et nourrissante est utile aux nourrices et aux personnes faibles. Les bieres douces ne sont que nourrissantes, mais les amères sont aussi fortifiantes. Celles - ci sont bienfaisantes , lorsque l'acte de la digestion est faible , et pour les personnes qui ont de l'acide dans l'estomac. Cependant la biere douce est plus saine pour l'usage journalier ; elle est en même temps moins exposée à des altérations dangereuses. En un mot, la biere n'est pas un breuvage qui convienne aux personnes bilieuses et disposées à la mélancolie. Elle est une des plus utiles boissons pour les gens faibles , maigres et laborieux , pourvu qu'ils ne soient pas sujets à la flatulence ni à des maladies de poitrine.

Un usage modéré des liqueurs spiritueuses, fermentées et distillées , est bien moins préjudiciable à la constitution que l'usage habituel et excessif des liqueurs chaudes. Le thé, cette boisson favorite et commune à presque toutes les classes de la société , quand on le prend régulièrement deux fois par jour et en grande quantité, est suivi de funestes conséquences. Il relâche les membranes de l'estomac, affaiblit les viscères, les dispose, à la plus légère occasion, à la flatulence et détruit toute l'énergie de l'organe digestif. Ces effets ne sont cependant pas aussi fréquens ni aussi étendus, quand le thé est délayé dans une suffisante quantité de lait et adouci avec du sucre. C'est principalement l'eau chaude qui rend celui du peuple si destructif pour

le tempérament , parce qu'il le fait infuser ,
en général , dans une trop grande quantité
d'eau.

Les personnes qui ont les fibres solides et
rigides , et le corps sec et ferme , peuvent
boire du thé avec modération , sans qu'il leur
soit nuisible. On le rend meilleur et moins
flatulent en y ajoutant une cueillerée de vin
vieux du Rhin , ou de liqueur forte. Mais la
fréquente répétition du thé , même dans cette
forme , doit devenir préjudiciable au corps.
Un usage modére de cette liqueur peut quelquefois être utile aux personnes en parfaite
santé , mais son usage ne doit pas être journalier.

Les hypocondriaques et les hystériques
se trompent cependant beaucoup à l'é-
gard de l'efficacité du thé , quand ils le
prennent comme boisson diluente. Il augmente, d'une manière alarmante, la faiblesse
d'estomac , la flatulence et tous les maux auxquels ces personnes sont sujettes.

Quoiqu'il en soit, on pourrait remplacer
avantageusement cette plante exotique. Car
nous possédons une infinité de plantes aromatiques très-précieuses , et beaucoup plus
propres à fortifier notre estomac et à raviver
nos esprits.

Il serait , sans contredit, plus salutaire de

s'abstenir tout-à-fait de l'usage des liqueurs chaudes, du moins quand on est en pleine santé. Mais si cette pratique doit être en usage, il faut choisir les plantes qui croissent dans nos jardins et nos potagers.

Tissot avait déjà recommandé aux habitans de la Suisse les tiges de cerises et les feuilles de pêcher et d'amandier pour remplacer le thé. Mais nous avons une quantité de plantes infiniment supérieures, et que j'ai moi-même eu occasion d'éprouver ; et telles sont les feuilles de pêcher, d'amandier, et sur-tout celles du *vaccinium myrtillus*, qu'on ne peut distinguer du thé véritable, quand elles sont cueillies à temps et séchées à l'ombre.

Le café est une décoction du grain ou baie de ce nom, grillée et réduite en poudre. Les qualités amères et astringentes des grains corrigent en quelque sorte les mauvaises propriétés de l'eau chaude ; mais s'il est trop grillé, il perd son huile empyreumatique et acquiert un goût insipide. D'un autre côté, s'il ne l'est pas assez, cette huile brûlée ne se développe pas à la surface du grain, et le café prend une odeur amère et désagréable. On regarde, en général, ce breuvage comme fortifiant l'estomac. Il provoque la digestion, chasse les vents, éloigne les vertiges et la torpeur , augmente la circulation du sang et la transpiration insensible , et donne une sorte d'impulsion aux fonctions de l'esprit. On sait encore qu'il est très-propre à guérir les maux de tête les plus incommodes , lorsque sur-tout ils ont pour cause une digestion laborieuse. Il est utile encore dans les fièvres intermittentes , les diarrhées , les affections catarrhales ; il convient aux femmes et aux personnes d'un tempérament phlegmatique , qui mènent une vie sédentaire. Bu trop fort , il affecte les nerfs, et cause souvent des tremblemens et l'insomnie ; quoiqu'il excite souvent le sommeil , chez les personnes indolentes et phlegmatiques.

Lorsqu'on n'employe pas le café seulement comme un diluent, propre à relâcher les fibres, on doit le faire fort. La meilleure proportion est une once de café bien grillé et bien moulu , dans une livre ou demi-pinte d'eau , qu'on ne fait bouillir qu'une fois ; car plus le café boût , plus il perd de ses particules volatiles et aromatiques , et par conséquent devient faible et insipide. Comme il possède une propriété très-stimulante, c'est un breuvage salutaire pour les hypocondriaques et les hystériques. Il est aussi le remède le meilleur et le plus efficace dans l'asthme spasmodique.

Cependant un usage immodéré de cette décoction est préjudiciable aux personnes **en**
santé comme aux malades. Il expose les tempéramens sanguins , et sur-tout les femmes,
aux maladies nerveuses de tous genres. Il cause
souvent un éruption désagréable sur le visage,
des saignemens de nez , quelquefois le crachement de sang , de fréquentes hémorragies et même la consomption. Il ne faut point
délayer le café , ni le rendre plus faible **avec**
du lait , quand on le boit après dîner pour
faciliter la digestion ; mais un peu de crême
ou de lait est nécessaire quand on le prend
à déjeûner , afin de neutraliser l'huile empyreumatique qu'il contient.

Tous les cafés faits de riz , de froment ,
de pois , de carottes séches , de betteraves et
plantes semblables, ne ressemblent guères au
vrai café , que parce qu'ils acquièrent un
goût brûlé et une huile empyreumatique.
On recommande, dans tous les accès d'asthme
spasmodique , un café fait de gland ; mais
comme il contient une trop grande quantité
d'huile échauffante , on ne peut l'employer
avec trop de circonspection. Je recommande,
d'après ma propre expérience , de commencer d'abord par ajouter au café un huitième,
puis un sixième , et , par degrés , une plus
grande quantité de gland brûlé , jusqu'à ce

qu'enfin on puisse s'en servir en égale quantité.

Le chocolat bouilli avec du lait et des œufs est extrêmement nourrissant. Mais les épices qu'on y mêle, telles que la canelle, le girofle, la muscade, la vanille et autres semblables, le rendent beaucoup plus échauffant. La vanille qu'on trouve toujours dans le chocolat d'Espagne, est un aromate très-volatile et très-piquant. Son odeur même est souvent insupportable pour les personnes hystériques et hypocondriaques. Elle occasionne des maux de tête violens, le tremblement, le vertige et autres symptômes ordinaires dans ces maladies. Le chocolat ordinaire, préparé avec du sucre, du lait, des œufs et de l'eau, est le plus nourrissant et le plus sain. Mais un usage trop fréquent et immodéré est toujours nuisible, sur-tout aux personnes dont on vient de parler, parce que le cacao est trop gras et indigeste.

Le chocolat mêlé avec une suffisante quantité de lait, peut être très-utile pour les enfans menacés de nouûre par faiblesse, ainsi que pour les adultes, dans quelques espèces de consomption. Mais, dans ces cas même, une forte décoction de farine d'avoine grillée, avec un peu de chocolat, est beaucoup plus efficace.

Le punch est trop bien connu pour qu'il soit besoin d'en décrire la composition. On peut le faire de toute sorte de liqueurs spiritueuses, délayées avec de l'eau , un acide et du sucre. Quand on employe une quantité convenable d'acide , il forme un excellent antiseptique qui peut tenir lieu de vin , surtout si on le boit froid avec beaucoup de sucre. Mais bu chaud et immodérément , il developpe des aigreurs dans l'estomac , fatigue le système nerveux et donne lieu aux maladiés de poitrine. Il est contraire après un grand repas , parce qu'il peut arrêter la digestion.

Je ne puis terminer cette section sans parler de l'huile et du vinaigre , qui appartiennent en partie à la classe des boissons , et en partie à celle des épices.

Le vinaigre est excellent pour préserver les substances animales de la putréfaction, surtout dans une température chaude. Je ne puis trop regretter que cette précieuse liqueur soit si peu usitée dans nos cuisines et à nos tables. Cependant il est sujet à produire , chez quelques personnes, un effet sudorifique et même laxatif, à cause de sa propriété astringente. Mais si l'on s'en sert avec modération , plutôt comme un article d'assaisonnement que de boisson , sur-tout dans une température chaude et avec des substances animales, il est aussi agréable que sain. Mais on doit avoir soin de le bien choisir; car les diverses espèces de vinaigre qui sont faites de prunelles sauvages et autres forts astringens, sont certainement préjudiciables à la santé. Le vinaigre le meilleur et le plus agréable est celui qu'on fait avec du vin blanc et du sucre.

L'huile est préférable à la graisse animale, mais elle doit être fraîche et d'une saveur douceâtre. Elle convient rarement ou presque jamais aux estomacs faibles, car lors même qu'elle est la plus douce, elle est très-nuisible à la digestion. Il faut manger beaucoup de pain quand on s'en sert en salade ou autrement, parce qu'il faut une bile active et puissante pour l'assimiler à la matière alimentaire. Les olives et les amandes donnent une très-grande quantité d'huile. Après celle de Provence, l'huile la plus douce et la plus facile à digèrer, est celle de noix et de châtaigne.

3°. *Des Epices.*

Les épices par elles-mêmes ne sont pas nourrissantes, on s'en sert seulement pour relèver le goût et l'odeur des mets, pour prévenir la flatulence et provoquer la digestion.

Il y a des épices extrêmement volatiles, qui donnent un stimulant trop fort et sont beaucoup trop échauffantes. Comme les épices sont sujettes à échauffer le sang, à augmenter la transpiration, à affecter par fois la tête et à stimuler les nerfs, il n'y a que les personnes d'une constitution forte, ou celles qui ont les fibres lâches et d'un tempérament froid, qui doivent, en général, s'en servir. Mais les gens naturellement maigres et secs, ceux d'une constitution colérique-phlegmatique doivent en être très -sobres. Les plus communes et peut-être les plus utiles de ces substances sont :

1o. Le sel ; il desseche les plantes et les animaux, désorganise la connexion des parties trop fermes pour être dissoutes dans l'estomac, dissout les particules glutineuses et les rend plus propres à l'acte digestif. Il faut beaucoup de sel pour les substances coriaces et visqueuses, telles que le bœuf, le mouton, le poisson, les haricots gras et les pois. C'est pour cela que le bœuf et les harengs salés s'accordent si bien avec les végétaux, parce que l'abondance de sel qui se trouve dans les premiers assaisonne les autres. Mais un usage trop abondant de provisions salées est extrêmement préjudiciable.

2°. Le sucre est aujourd'hui une des den-
rées

rées de première nécessité ; il possède des propriétés nourrissantes et béchiques. Mais son usage immodéré, sur-tout quand il est humide et brut, peut déranger les digestions.

On a souvent avancé que le sucre gâte les dents ; cela n'est cependant pas strictement vrai ; car ce n'est que quand il a dérangé l'estomac, que les dents se gâtent par sympathie. C'est pour cela que les personnes d'un faible estomac, ou nerveuses, ou hypocondriaques, ou hystériques, et sur-tout les enfans sujets aux maladies vermineuses, ne doivent se servir qu'avec sobriété, et seulement en quelques occasions, de cette agréable substance. Pris avec modération, le sucre provoque la digestion, parce qu'il est un sel légèrement dissolvant et stimulant. L'acide que le sucre contient le rend un excellent remède contre la putréfaction. Le sucre le plus raffiné, étant libre de toutes matières hétérogènes, est le meilleur et le plus sain. Les substances les plus douces, comme le miel, par exemple ne peuvent le remplacer, parce qu'elles n'ont pas les mêmes propriétés.

3o. Le miel comme le sucre contient un acide, mais beaucoup plus de particules inflammables. Il est sujet à causer dans quelques tempéramens particuliers des tranchées

X

et le relâchement. Comme remède, il est utile aux asthmatiques, pour provoquer l'expectoration. Il est aussi un bon détersif et un excellent apéritif ; mais comme toutes les autres nourritures, pris immodérément, il est nuisible aux estomacs faibles.

4°. Les différentes espèces de poivre étant échauffantes et stimulantes, ne doivent être employées qu'avec précaution. Cependant cette épice est excellente, employée avec des viandes grasses, dures et enfumées, avec des végétaux flatulens, avec des concombres et les melons, avec le poisson et autres substances de difficile digestion. Le poivre doit, dans tous ces cas, être moulu gros. Quand on le prend en grains, il ne communique à l'estomac qu'une petite partie de ses propriétés et ne peut être digéré.

5°. Le cardamome, la vanille et les clous de girofle sont échauffans, piquans, et par conséquent leur usage journalier ne convient point. Le cardamome est un aromate chaud et agréable ; il n'est pas, comme le poivre, immodérément chaud, et mérite certainement pour cela d'être employé dans l'usage ordinaire.

La vanille est échauffante, résolutive, fortifie l'estomac, et combat efficacement la flatulence. Dans le chocolat elle facilite la digestion de la substance huileuse du cacao.

Les clous de girofle sont chauds et stimu- lans ; mais on les a rarement, dans ce pays, dans leur état naturel ; parce les Hollandais les mêlent souvent avec d'autres qu'on a dé- pouillés, par la distillation , de leur huile es- sentielle. La noix muscade est moins échauf- fante et préférable pour l'usage ordinaire ; elle a une qualité astringente , en raison de laquelle on l'employe dans les diarrhées et les dyssenteries. La canelle est , sans contre- dit, l'épice la plus délicate, mais on l'obtient rarement pure des marchands Hollandais qui sont accoutumés à nous envoyer plus de cassis que de canelle. L'écorce de cassis , quoique ressemblant par le goût à la canelle , est beaucoup moins échauffante et certainement plus bienfaisante pour l'usage ordinaire que la canelle. L'écorce de cassis est plus épaisse et plus grossière. Elle est cassante et polie , au lieu que la canelle est d'une cassure fi- breuse et sujette à se fendre. Le piment ou poivre de Jamaïque ressemble par son odeur à un mélange de canelle , de clous de girofle et de noix muscade. Il est plus doux que le poivre des Indes orientales ; il est très-bon dans les bouillons et les ragoûts , quand on s'en sert, comme cela doit être , en grains entiers. Le gingembre est une des épices les plus agréables et les plus saines, sur-tout bouilli entier dans la biere, et bu par ceux qui travaillent en plein air et dans la saison froide. Mais cette épice employée dans des pains d'épices est très-pernicieuse, sur-tout aux estomacs des enfans. Cependant il peut être quelquefois utile aux voyageurs, qui se mettent en route de grand matin et à jeûn.

On ne peut trop recommander pour l'usage de nos cuisines, et sur-tout pour les bouillons, les herbes indigènes, épicées et balsamiques, telles que le persil, la marjolaine, le thym, la sauge et autres semblables. Elles sont très-propres, à cause de leur vertu aromatique, à faciliter la digestion des alimens. Ces excellentes plantes ne sont point sujettes aux altérations, qui dénaturent la plûpart des épices étrangères.

6°. Parmi les épices natives, il n'y en a point, selon moi, qui surpasse en propriétés médicinales le carvi ordinaire. Les semences de cette plante sont le carminatif le plus doux et le plus utile que nous possédions. Si on en use en quantité suffisante, elles procurent du soulagement aux personnes travaillées de mauvaises digestions, de flatulence et de coliques. Je dois cependant prévenir ici les personnes d'un tempérament chaud et bilieux, et celles menacées d'obstructions, et sujettes à la constipation , de ne point s'en servir in-discrétement et sans consulter un homme de l'art.

Les semences de carvi réduites en poudre fine , avec un peu de gingembre et de sel , étendues sur du pain et du beurre, et mangées tous les jours , sur-tout de bon matin , et le soir avant d'aller au lit , sont très-utilement employées en Allemagne , comme un remède domestique , contre l'hystérie , et doivent porter quelque soulagement à cette maladie, lorsqu'elle n'a pas pour cause un dérange-ment total dans les fonctions de la matrice ou quelque lésion organique.

Cependant si l'on garde le carvi en poudre pour détruire la disposition à la flatulence et à l'indigestion , il devient bientôt rance , et peut être nuisible , à cause de l'huile forte qui s'y développe. La plante de carvi est une des premières productions printanières , et est excellente dans les salades.

CHAPITRE VII.

De l'exercice et du repos. — Énumération de leurs avantages et désanvantages. — Règles concernant leur mode et leurs limites respectives.

LE mouvement ou l'exercice du corps est nécessaire à la conservation de la santé qu'il entretient, tant qu'on ne passe pas les limites de la modération. Un exercice trop violent, ou un défaut total d'exercice, sont suivis de désavantages égaux. Il dépend aussi beaucoup de l'espèce de mouvement et des diverses situations du corps.

Les avantages essentiels de l'exercice sont d'augmenter la force du corps, de provoquer la circulation du sang et des autres fluides, de faciliter les sécrétions et les excrétions nécessaires, et de prévenir toute congestion humorale dans les viscères.

Toute la structure du corps humain, le nombre et la disposition des muscles, tout prouve que nous sommes faits pour nous mouvoir. Il n'y a point, en effet, de personnes plus saines que celles qui prennent, tous les jours, un fort exercice. L'homme en santé est excité, comme par instinct, à l'action musculaire, et les enfans, qui sont parfaitement sains , sont presque toujours en mouvement.

Mais si l'exercice passe les limites convenables , soit par sa violence , soit par sa durée , il accélère naturellement la respiration et la circulation , fatigue les organes importans et occasionne des pertes considérables.

Un exercice violent est particulièrement nuisible aux personnes qui n'y sont pas accoutumées , ou à celles qui commettent des excès dans le boire et dans le manger : il peut l'être aussi à ceux dont le corps n'a pas été assez nourri par les alimens et la boisson.

Le passage subit du repos à une activité violente est également préjudiciable , et plus encore dans l'été que dans l'hiver. On doit éviter toute espèce d'exercice corporel , après de fortes émotions de l'ame , jusqu'à ce que la tranquillité de l'esprit ait succédé au repos du corps.

A l'égard de la manière de prendre de l'exercice , il y a trois points principaux à observer.

1º. Quant à l'espèce d'exercice , on peut, avec raison , le diviser en actif et passif. L'exercice actif est très-varié : il comprend la promenade , la course , le saut , la natation , l'équitation , l'exercice militaire et les différentes sortes de jeux gymnastiques. L'exercice passif comprend la promenade en voi-

ture , la navigation, les frictions, le balance-
ment , etc.

Les exercices les plus actifs sont salutaires
aux jeunes gens , aux personnes de moyen
âge , en général, aux hommes forts, et en particulier , aux gens replets et pléthoriques.
L'exercice passif , au contraire , convient
mieux aux enfans et aux vieillards, aux personnes sèches et maigres , aux gens délicats
et faibles et sur-tout aux asthmatiques et aux
pulmoniques.

2°. Quant au temps où l'exercice est le
plus convenable , cela dépend du concours
de tant de circonstances qu'on ne peut donner de règles générales. Les observations pré-
cédentes , faites sur les propriétés et les effets
de l'air , de la nourriture , de la boisson , etc.
doivent donc servir à le déterminer , selon
l'exigence des cas.

3o. Quant à sa durée, il est presqu'impossible
de donner des règles positives pour déterminer
combien de temps chaque individu , dans
chaque situation particulière , peut continuer
telle ou telle espèce d'exercice. Ces règles ,
comme on l'a déjà dit , peuvent se déduire
des remarques subséquentes , et s'appliquer
ensuite aux divers exercices qui peuvent être
utiles dans différens cas et dans diverses situations.

Il est nécessaire d'observer d'abord que tout exercice auquel on est accoutumé est préférable à un exercice extraordinaire, qui peut être suivi d'un effet contraire à celui qu'on a intention de produire. On doit toujours le commencer avec modération et le finir par degrés, et jamais brusquement. L'exercice, en plein air, a de grands avantages sur celui qu'on prend dans les maisons et les appartemens clos. D'ailleurs, les violens efforts du corps, tels que ceux de la danse, lorsqu'ils s'exécutent dans des lieux petits et bornés, vicient bientôt l'air et le rendent inapte à la respiration.

Quand on prend de l'exercice, pour la santé, on doit s'occuper, pendant le temps qu'il dure, de quelqu'objet agréable, et ne faire aucun travail, ni s'occupper l'esprit de choses sérieuses. Aussi y a-t-il certains exercices qui, quoique bons par eux mêmes, et convenables, sous d'autres rapports, à la constitution, ne peuvent être recommandés à tout le monde, comme nécessaires à leur santé, sans quelques restrictions. Celui qui se force à un exercice quelconque ou le fait avec répugnance, loin d'en retirer avantage, en ressentira plutôt de mauvais effets. Les mouvemens ou les tâches qu'on s'impose, comme des récréations, après le travail ou après une longue étude , ne doivent donc être , strictement parlant , que des récréations et non des efforts pénibles.

Les personnes actives trouvent une espèce de récréation et même de satisfaction à changer l'objet de leurs occupations , et sur-tout à passer d'un travail aride et difficile , à un plus agréable et plus facile. Un exercice quelconque est souvent , pour ces personnes , d'un grand avantage , particulièrement quand il conduit ou leur paraît conduire à un but utile. Celui qui s'est accoutumé à des occupations graves et sérieuses , ne doit point se livrer à des amusemens qui exigent des efforts physiques , et sont suivis de mécontentement et d'incommodité , car la santé ne peut recevoir aucun avantage d'un exercice à-la-fois désagréable et extraordinaire.

Il n'est pas bon de continuer l'exercice jusqu'à ce qu'une transpiration abondante ou une grande fatigue ait lieu. Le mouvement musculaire est plus agréable et plus sain avant dîner , lorsque l'estomac est vide , ou n'est pas du moins très-distendu. Lorsqu'un bon appétit lui succède , c'est une preuve qu'il n'a pas été porté à l'excès. Mais je ne conseille point de faire aucun exercice violent immédiatement avant le repas , parce qu'il peut causer de la faiblesse et de l'inappétence.

Il est très-dangereux de se mettre à un dîner ou à un souper splendide, immédiatement après une promenade fatigante, quand le sang est échauffé et le corps dans un état de transpiration, sur-tout si l'on commence par les mets les plus rafraîchissans, ou par des salades ou par un verre de boisson froide.

L'exercice est également nuisible aussi-tôt après les repas, parce qu'il fait languir la digestion, appelle les forces vers les muscles et ralentit la sécrétion des fluides destinés à provoquer la solution des alimens, et sans lesquels plusieurs particules crues et indigestes sont forcées d'entrer et de se mêler avec le sang. Le vieux précepte de l'*école de Salerne : post cœnam stabis, seu passus mille meabis*, (c'est-à-dire, tenez vous debout, ou faites un mille après le repas,) est aussi frivole qu'absurde. L'expérience nous prouve assez que la plûpart des personnes, sur-tout celles nerveuses et irritables, sont sujettes à des chaleurs d'entrailles, à des éructations et même au vomissement, quand elles sont obligées de se mouvoir ou de prendre un exercice quelconque immédiatement après les repas. L'habitude des animaux contredit aussi cette règle, et les plus sauvages sont disposés au repos après avoir mangé.

Les personnes qui sont dans la nécessité de

se mouvoir immédiatement après leurs repas, ou qui n'ont pas d'autre temps pour la promenade, doivent s'efforcer de surmonter ces inconvéniens , par l'habitude et par une grande tempérance. Elles doivent d'abord prendre l'exercice le plus modéré , et l'augmenter par degrés ; et comme l'heure tardive du dîner est aujourd'hui généralement à la mode, elles doivent s'abstenir du souper, ou si elles en font, il doit être très-léger. Une promenade modérée, après ce repas, ne peut être nuisible. Mais, à tout événement, il faut différer de prendre un exercice fatigant , après un grand repas , jusqu'à ce que l'estomac ait digéré et assimilé les alimens, ce qui a généralement lieu trois ou quatre heures après. Les occupations les plus convenables , après dîner, sont celles auxquelles on peut se livrer avec facilité , ou sans une trop grande réflexion , ou sans de grands efforts physiques, et celles qui procurent une espèce d'amusement.

La promenade, l'exercice le plus salutaire et le plus naturel, est au pouvoir de tout le monde. On peut approprier son degré et sa durée aux diverses circonstances de la santé. Cet exercice provoque l'appétit et la transpiration ; il tient le corps dans une situation convenable ; il éveille l'esprit ; il facilite le

mouvement des poumons ; il diminue la rigi-
dité et les contractures des jambes causées
par une posture trop long-temps sédentaire.
La promenade a souvent guéri les maladies
les plus rebelles aux remèdes : telles que
l'hystérie , l'hypocondrie, etc.

La meilleure promenade , pour la santé ,
est celle qu'on fait dans une campagne agréable , dans un air sain , pur et sec , dans une
compagnie gaie et amusante, dans un beau
jour, soit du printemps , d'automne ou d'hiver , et dans les matinées et les après·midi de
l'été ; mais jamais pendant la chaleur du
soleil. Quoique la promenade , dans les villes, procure de l'exercice , elle est moins
salutaire pour la santé , parce que l'atmosphère est généralement chargée de vapeurs
provenant d'exhalaisons insalubres.

Quand la température est froide et humide ,
on doit prendre de l'exercice à la maison , en
y admettant de l'air frais. Il faut éviter aussi
un vent violent , et si l'on est obligé de le
braver , il ne faut pas marcher trop vîte et
contre sa direction.

Le choix du lieu de la promenade est un
objet de grande importance ; on doit éviter
les champs marécageux et humides. En automne , à la chûte des feuilles , il n'est pas
prudent de choisir pour promenade les bois ,

les prairies humides. Dans l'été, au contraire, une promenade dans les forêts ou dans les prairies est aussi agréable que saine. Les collines, les lieux élevés méritent particulièrement d'être fréquentés, soit à cause de l'air plus pur qu'on y respire, soit à cause de la variété d'exercice qu'on fait en montant et en descendant.

Il faut aux habitans des villes des promenades plus longues qu'à ceux de la campagne. Ceux-ci même, avec moins d'exercice, retirent, d'un air plus pur et de leurs mœurs simples, plus de vigueur corporelle et plus de sérénité d'ame. On ne peut trop recommander une promenade régulière et journalière aux citadins, assaillis aujourd'hui de tant de maladies nerveuses. Mais quoiqu'elle soit un exercice utile et agréable, il faut cependant observer certaines règles, si l'on veut en tirer les avantages qu'on desire.

1°. On doit, après des occupations sérieuses, se procurer autant de récréation qu'il est possible et compatible avec notre situation présente.

2°. Lire pendant la promenade, soit que le sujet soit grave ou amusant, est une coutume inconvenante par elle-même et nuisible aux yeux, sans parler du danger des chûtes auxquelles elle expose. Non seulement elle prive des principaux avantages de la promenade, mais elle fait aisément contracter au corps une posture peu sûre et peu gracieuse. Elle est suivie des conséquences les plus funestes pour les yeux, parce que leur foyer change continuellement et que la rétine est ainsi excessivement fatiguée.

3°. Quoiqu'un chemin raboteux et très-varié soit peut-être souvent très-convenable, il ne faut cependant pas toujours fréquenter le même. Il vaut mieux changer par fois la promenade, et s'avancer par degrés au loin. On doit choisir la perspective la plus agréable pour la variété ; autrement une promenade, perpétuellement uniforme, excitera des sensations mélancoliques et fastidieuses, aussi-bien que le cabinet ou l'étude.

4°. On doit s'accoutumer à un pas prompt et régulier, et non précipité.

5°. Une agréable société contribue beaucoup à la sérénité de l'esprit et au charme de la promenade ; mais il vaut mieux aller seul, que dans une compagnie insipide ou frivole, quand on sait profiter de la solitude.

6°. On doit, dans le choix des personnes qui nous y accompagnent, avoir égard non-seulement à la compatibilité de caractère et de goût, mais encore à la conformité de leur marche avec la nôtre ; car, si un homme lourd et corpulent se promène avec une personne maigre et d'un pas léger, il restera derrière, ou s'échauffera et se fatiguera pour la suivre, et celle-ci souffrira également de la contrainte d'un pas plus mesuré.

7°. Il y a des personnes qui ne peuvent parler ou converser, en se promenant, sans de fréquentes pauses, et font ainsi peu de chemin. Par cette singularité elles se trouvent à leur retour très-fatiguées, sans avoir retiré aucun avantage de leur exercice.

La course non-seulement agite le corps avec beaucoup plus de violence que la promenade, mais elle échauffe encore la tête et la figure, et accélère beaucoup trop la circulation des fluides. Faite immédiatement après un repas, elle arrête la digestion; long-temps continuée, elle nuit à toutes les constitutions, mais sur-tout aux personnes qui n'y sont pas accoutumées, aux pléthoriques, aux gens sujets aux hémorragies, à la gravelle, aux fréquens maux de tête, et à ceux qui mènent une vie sédentaire et studieuse. Courir sur une colline fatigue beaucoup trop le système musculaire; courir contre le vent produit le vertige, expose à des maux de gorge et aux fluxions de poitrine.

La danse, avec certaines restrictions, est un exercice convenable, sur-tout en hiver où

l'atmosphère

l'atmosphère est pesante, et où l'inactivité et le repos disposent à la mélancolie. Les danses modérées ont tous les avantages d'un exercice modéré; elles ont de plus les effets bienfaisans que produisent sur l'esprit une compagnie joyeuse et la musique. D'un autre côté, les danses les plus violentes peuvent être et sont souvent suivies d'effets pernicieux. Les efforts de tant de muscles et la prompte inspiration d'une atmosphère chaude, dans une nombreuse assemblée, ne peuvent avoir que des effets plus ou moins nuisibles. Si l'on ajoute à cela l'effet des liqueurs échauffantes, de l'accès trop subit de l'air froid qu'on desire si ardemment, de l'exposition soudaine du visage de la tête et de la poitrine à son influence, et de l'usage imprudent des boissons rafraîchissantes, et de la glace elle-même, on ne sera nullement surpris que le crachement de sang, la phthisie et les maladies inflammatoires soient les suites fréquentes de ces excès.

Cet exercice violent est particulièrement dangereuxaux femmes et l'usage des éventails dont elles se servent pour se rafraîchir, et qui arrêtent ainsi la transpiration (qui, si elle n'était pas imprudemment répercutée, produiraitle même effet, dans un degré plus salutaire) est extrêmement dangereux. (43) Les

Y

personnes délicates doivent par amour d'elles-mêmes ne se livrer , sur-tout en été, qu'à des danses courtes et moins fatigantes.

Une salle de danse doit être froide , mais sans courant-d'air et sans trop de lumières. On devrait, après avoir dansé et avant de s'exposer en plein air , changer de linge et attendre ensuite un quart-d'heure ou une demi heure avant de sortir , on pourrait , pendant ce temps , se rafraîchir avec du thé, et s'exposer ainsi sans danger à l'air extérieur. Toute danse doit se terminer par des menuets. La danse ne convient point aux personnes indisposées et faibles, telles que les pulmoniques , ni à ceux qui sont attaqués de descentes , d'asthme , etc. Enfin cet exercce est nuisible à tout le monde, dans les jours chauds et étouffans de l'été , temps où la nature rend les boissons rafraîchissantes indispensables , et où nous sommes naturellement très-disposés à transpirer.

La promenade en voiture est un exercice très-salutaire aux personnes replettes , aux convalescens et aux pulmoniques. Mais si le mouvement de la voiture est trop rapide , il est nuisible , parce que non - seulement il accélère la transpiration , mais parce qu'elle entraîne des congestions de sang vers la tête, des maux de tête , des vertiges et même le vomissement. Si cependant on veut ressentir tous les bons effets d'une promenade en voiture, la caisse ne doit pas en être trop légérement suspendue sur les courroies et les ressorts, ni le mouvement trop lent. On doit tenir ouverte au moins une des glaces, afin que la respiration de plusieurs personnes renfermées dans un si petit espace ne puisse pas en vicier l'air. Enfin la course sur des voitures découvertes, pendant la chaleur de l'été, peut avoir un effet agréable, à cause du courant-d'air, mais elle peut aussi devenir dangereuse aux personnes sujettes à une transpiration violente.

Le saut, l'escrime et l'équitation sont des exercices violens qu'on ne peut recommander à ceux qui ne jouissent pas d'une parfaite santé, ou aux personnes corpulentes et pléthoriques, disposées aux hémorragies.

Je recommanderai à ceux qui jouissent d'une bonne santé, mais qui à cause de leurs occupations, ou du défaut de temps, ne peuvent prendre assez d'exercice, je leur recommanderai, dis-je, une nouvelle espèce d'exercice, qui, par ses salutaires effets, sur le corps, est égale, sinon supérieure à aucun autre. Elle consiste simplement à mouvoir tout le corps au milieu d'une chambre dont les croisées doivent être ouvertes, à lever lés bras quand le corps incline en devant, sur le bout des pieds et à les abattre alternativement quand il s'appuie sur les talons ; tout le système musculaire est ainsi convenablement exercé sans que le mouvement soit borné à une seule partie.

Le mouvement d'une chaise , quand on le continue pendant un temps suffisant , est d'un grand avantage aux personnes privées de l'usage de leurs membres, ou faibles et délicates ; car il dispose le corps à la transpiration. La navigation dans des barques ou bateaux sur des lacs et des rivières est d'un avantage égal.

De courts voyages sur mer produisent une espèce de mouvement continuel , beaucoup plus actif. Ceux qui n'y sont pas accoutumés éprouvent, en général , du vertige , des nausées et des vomissemens très-fatigans. Ils sont pour cela , très-avantageux aux estomacs surchargés de saburres. Ils sont souvent la dernière ressource des gens attaqués de consomption. Mais on a tort de ne les tenter que quand tous les autres ont manqué. Car ce n'est pas dans le dernier période de la consomption , quand les poumons sont ulcérés, ou qu'un abcès a crevé dans le thorax , et que la matière ichoreuse s'est communiquée au sang , qu'on peut espérer quelque avantage des voyages sur mer. Il est vrai que le changement de scènes et de climat coopère puissamment à produire des changemens dans le système ; mais si la maladie est bien confirmée , le mouvement du vaisseau doit nécessairement devenir nuisible. Les personnes affaiblies , nerveuses , et sur-tout les hypocondriaques , ne peuvent recourir à aucun moyen qui soit plus efficace.

L'exercice du cheval est , sous un certain rapport , un excellent remède gymnastique, qui met dans un mouvement réciproque tous les muscles , depuis les pieds jusqu'à la tête, et qui manifeste ses effets principaux sur les intestins et autres viscères abdominaux. Il purge le canal intestinal , fortifie l'estomac et les viscères , améliore les digestions , résout les obstructions commençantes et facilite la transpiration. C'est un remède précieux pour les hypocondriaques. Mais si les obstructions sont très-avancées , l'équitation ne doit point être tentée, ou doit être très-lente ; en un mot on doit l'entreprendre avec les mêmes précautions que la navigation, pour le période de la consomption qui admet ce remède.

De plus , l'exercice du cheval n'est pas bon dans les cas d'hémorrhoïdes , de hernies et pour les calculeux. Les personnes faibles et relâchées doivent le commencer à pas lents et l'augmenter par degrés. Ceux qui veulent retirer un avantage réel de l'exercice du cheval ne doivent pas aller un trop grand trot, ni se servir d'un cheval lourd et dur. Les malades qui n'y sont pas accoutumés, surtout les hypocondriaques, montent, en général, à cheval avec timidité. Il est vrai que les moindres contrariétés sont pour eux des accidens, et ces fâcheux effets contre - balancent tous les avantages qu'ils retirent de cet exercice.

Par des raisons semblables, l'exercice du cheval et celui pris en voiture, immédiatement après un repas, sont encore plus dangereux que la promenade. Le meilleur temps pour monter à cheval est le matin, quand l'estomac est à jeûn. Il ne faut cependant pas le continuer trop long-temps ; une heure est, en général, suffisante. Et à cet égard l'exercice du cheval est préférable à tout autre, parce qu'il peut s'être pratiqué par ceux à qui leurs occupations ne permettent pas de donner beaucoup de temps à leur amusement.

La natation est aussi un exercice utile, et qui de plus a l'avantage du bain froid. Le mouvement et les efforts musculaires qu'elle exige augmentent son utilité. Cependant il y a des règles et des précautions à observer. On les a suffisamment établies dans le chapitre III, sur l'usage du bain. Je remarquerai donc seulement ici qu'on ne doit point entrer dans le bain froid, par les pieds, mais par la tête ; que le corps ne doit être ni trop chaud ni trop froid, et qu'on ne doit pas choisir des rivières trop rapides, ni entrer dans l'eau avant que les rayons du soleil l'aient en quelque sorte échauffée et rendue plus tempérée.

Le jeu de paume, du ballon et autres semblables, ont un effet plus puissant sur les muscles que sur l'abdomen. Ils sont donc, sous un rapport, infructueux aux personnes sédentaires, et sous un autre, fatigant sans nécessité. Le jeu de bagues exige beaucoup trop d'efforts musculaires, de la part des personnes faibles dont la force n'est susceptible que d'un exercice modéré. Ce jeu, ainsi que les balançoires et les chariots, qui se meuvent sur des roues avec des pivots perpendiculaires sont contraires à ceux qui sont disposés aux vertiges, à l'apoplexie et aux affections nerveuses, tant à cause de la crainte qu'ils occasionnent, qu'à cause de la nature du mouvement qu'ils impriment au corps.

L'action de parler est un des exercices les

plus sains et les plus nécessaires, et je puis sérieusement assurer qu'elle est particulièrement salutaire aux personnes sédentaires. L'excès est cependant, comme dans tous les cas, préjudiciable. La lecture à haute voix et la conversation sont d'un avantage singulier pour les hommes de lettres, et peuvent utilement remplacer les autres espèces d'exercice auxquelles ils ont rarement assez de loisir ou d'occasion de se livrer. Parler très-haut, ou exercer la voix immédiatement après les repas, est pernicieux pour les poumons, ainsi que pour les organes de la digestion.

Le chant provoque éminemment la circulation du sang à travers les poumons et toutes les parties du corps. Le mouvement vibratoire de l'air agite les poulmons et tous les viscères abdominaux et facilite la respiration. Les ouvriers sédentaires qui, par habitude et pour se soustraire à l'ennui, chantent continuellement en travaillant, suppléent, par cet exercice partiel à l'exercice universel dont ils sont privés.

Tous les instrumens à vent sont plus ou moins nuisibles ; car comme ils introduisent dans les poumons beaucoup d'air qui n'en sort que graduellement et partiellement, ces organes s'affaiblissent bientôt. C'est pour cela que les personnes à poumons faibles, qui sont passionnées pour la flûte, le hautbois, etc. sont souvent affectées de crachement de sang, de toux, d'haleine courte et de phthisie pulmonaire. D'ailleurs il s'opère pendant cet exercice une accumulation de sang vers la tête, qui dispose les musiciens aux vertiges et à l'apoplexie.

Il y a d'autres instrumens de musique qui, sous le rapport diététique, méritent d'être condamnés. Tel est l'harmonica, qui, par la rotation des verres sous les doigts, agit à la manière de l'électricité négative, et occasionne un grand degré de faiblesse nerveuse. Les sons aigus de cet instrument, qui affectent fortement les organes de l'ouie, augmentent beaucoup ce pernicieux effet. Peut-être tous les instrumens à corde qu'on touche avec les doigts, tels que la harpe, la guitare, produisent - ils un effet semblable sur le système nerveux ; sur-tout, s'il est vrai que les papilles sensitives des doigts, soient les plus forts conducteurs du prétendu fluide nerveux. L'influence puissante de la musique est universellement reconnue. Elle peut très - efficacement exalter ou appaiser les passions, et les mouvemens de la sensibilité, ce qui est propre sur-tout à l'harmonica. Aussi la musique mérite-t-elle, sous le rap-

port de son utilité , la plus grande attention.
On ne doit cependant pas espérer qu'elle gué-
risse complettement les affections de l'ame.
Car tout ce peut la musique est d'agir comme
moyen palliatif, ou comme un stimulant nerveux , dont l'effet n'est que momentané. En
effet dès que la cause excitante cesse , elle
est suivie d'une sensation incommode de faiblesse et de relâchement. Il est même probable que la musique , comme tous les autres remèdes anodins et adoucissans , peut
à la fin augmenter par sa répétition trop fréquente la faiblesse nerveuse.

La friction du corps qu'on peut faire avec
la main nue , avec un morceau de flanelle ,
ou, ce qui vaut mieux encore , avec une
brosse , est un des exercices les plus doux
et les plus utiles. On peut soumettre tout le
corps , mais principalement l'abdomen , l'é-
pine , les bras et les jambes , à cette opération. Elle nettoye la peau , résoud les humeurs stagnantes , provoque la transpiration , fortifie les fibres et augmente la chaleur et l'énergie de tout le système. C'est un
excellent remède dans le rhumatisme, dans
la goutte , dans la paralysie et dans les pâles
couleurs.

La friction journalière de tout le corps
était chez les anciens, et est encore, dans les

Indes orientales, regardée comme étant d'une nécessité indispensable ; mais dans cette dernière contrée , elle paraît avoir été adoptée plutôtcomme moyen accessoire et occasionnel des plaisirs sensuels , que comme un préservatif de la santé. Les frictions ont cependant autant d'avantage que les bains tièdes ; étant au pouvoir de tout le monde , elles doivent être plus souvent et plus généralement employées. La friction journalière du ventre , en particulier, ne peut être trop recommandée à toutes les personnes sédentaires , hypocondriaques, sujettes aux indigestions , ou qui n'ont pas le loisir de prendre assez d'exercice ; quoiqu'elle ne soit pas accompagnée de tous les avantages que procure l'exercice en plein air , elle produit cependant un effet encore plus puissant sur les organes de la digestion ; car l'exercice modéré de tout un jour , donne à peine autant de vigueur aux vaisseaux abdominaux , et sur tout à l'estomac, que la friction de ces parties, continuée pendant une demi-heure ; mais pour en retirer tous les bienfaits qu'on s'en promet, il faut la faire le matin, à jeûn, ou dans le lit, avant de se lever.Il faut frotter doucement et uniformément, dans une direction circulaire, et à plusieurs reprises , pendant cinq ou dix minutes à la fois.

Lorsque l'estomac ou le systême nerveux, en général, sont dans un état de faiblesse, on peut retirer des effets encore plus salutaires de la friction, en l'exécutant matin et soir, au moyen d'une éponge ou d'un morceau de flanelle, trempé dans de l'eau froide. Cette friction a de plus grands avantages que les remèdes internes, parce qu'on peut l'employer sûrement, même dans les cas ou quelque viscère étant obstrué, on ose à peine employer quelqu'autre remède énergique.

On ne doit pas, après avoir pris de l'exercice, se reposer dans un lieu froid, ni sur le gazon, encore moins doit-on s'exposer à un courant d'air. Il faut plutôt choisir un endroit échauffé par les rayons du soleil, en été, ou un appartement modèrement chaud, en hiver, afin que le changement subit de température ne puisse devenir nuisible.

On ne doit pas, par les mêmes raisons, satisfaire tout-à-coup, par une boisson rafraîchissante, la soif qu'on éprouve, en général, après l'exercice. On peut cependant boire quelque liqueur chaude ou délayante, quand on ne peut attendre que la chaleur naturelle soit rétablie. Le docteur Fothergill conseille aux personnes qui sont dans un état de transpiration, de manger une bouchée de pain avec un peu de sel, ce qui permet d'attendre que l'état de chaleur et de tumulte où l'on se trouve soit totalement calmé. Un peu de vinaigre, ou de jus de citron dans de l'eau, est très-propre à étancher la soif, et en même-temps à provoquer la transpiration. Les voyageurs à pied doivent se tenir en garde contre trop de boisson ; car plus ils prennent de liquide, plus ils transpirent. Un breuvage composé de vin faible acidule et d'eau est raffraîchissant et fortifiant.

Nous allons maintenant examiner les conséquences du défaut d'exercice. Il est, en effet, encore plus affaiblissant qu'un mouvement trop violent. Il relâche les parties solides, rallentit la circulation des fluides, diminue les sécrétions ; et fait naître un embonpoint souvent incommode ou factice, qui rend le corps aussi lourd que l'esprit. Les obstructions des viscères, les hémorroïdes, les accès apoplectiques, les diverses espèces d'hydropisies, et enfin une foule de maladies chroniques en sont les tristes conséquences. Les hommes de lettres sont les moins bien portans de tous les êtres humains, parce que leur corps ne peut opérer d'autre exercice que le mouvement imperceptible des bras, aussi sont-ils sujets au défaut d'appétit et de sommeil, à la flatulence, à l'anxiété, aux obstructions ou à la diarrhée,

aux maladies nerveuses, et sur-tout à l'hypocondrie, à la mélancolie, et autres maladies de l'entendement. En vain espère-t-
on que la tempérance pourra prévenir tous
les maux; cela n'est vrai que jusques à un
certain point; il ne suffit pas de manger
pour réparer nos pertes, il faut encore faire
de l'exercice autant pour aider à nos digestions que pour en augmenter les effets restaurans. Il faut penser encore que les digestions dans la vie du cabinet sont non-seulement longues et pénibles, mais encore très-
imparfaites. Ce qui ne se rencontre point
dans les professions qui exigent de l'exercice.
Les ouvriers sédentaires, les cordonniers, les
tailleurs, les tisserands, etc. se rapprochant
beaucoup, sous ce rapport, des hommes de
lettres, éprouvent les mêmes maladies, et ce
qui est plus étonnant encore, ils sont aussi
très-disposés aux maladies de l'esprit et sur-
tout à la manie religieuse. (44)

La posture debout, quoique très-utile lorsqu'on a été long-temps assis, peut occasionner des accumulations de sang, ou plutôt de
sa partie séreuse dans les extrémités intérieures. L'enflûre des jambes est par conséquent
ordinaire aux imprimeurs. C'est une posture
peu propre à soulager les gens studieux, et
le corps est en même-temps plus fatigué par

elle que par une posture sédentaire. Il faut, quand on est assis, faire attention aux deux règles suivantes : 1°. qu'aucune partie du corps ne soit comprimée ; 2°. n'être pas trop long-temps assis. La manière ordinaire, de s'asseoir, la tête penchée, est très-pernicieuse, car la circulation des fluides, dans l'abdomen, se trouve ainsi arrêtée, les intestins sont comprimés et les vaisseaux de la poitrine contractés. La tête souffre aussi d'être trop inclinée en devant, parce que le sang est forcé, par-là, de circuler vers elle plus abondamment qu'il ne convient à la santé. Les gens d'étude, sur-tout, feraient bien de soulager quelquefois leur corps en se tenant debout ou en se promenant dans la chambre. La manière de s'asseoir doit être également aussi commode qu'il est possible ; le corps et la tête doivent être presque droits, afin que la poitrine et l'abdomen ne soient point gênés dans leur expansion alternative. Enfin, les bras et les jambes ne doivent point être ployés, ni dans une position qui ne leur soit pas naturelle. Ceux qui enseignent aux enfans à lire et à écrire, doivent particulièrement faire attention à tout cela. On peut éviter la pression des muscles abdomaniaux, au moyen des tables et des pupitres élevés, et des sièges ou chaises hautes sur lesquelles on est plutôt debout qu'assis.

Les changemens alternatifs de tranquillité
et d'activité sont aussi salutaires à l'esprit ,
que le repos et l'exercice le sont au corps. Des
réflexions trop long-temps continuées , trop
fréquentes et trop profondes , sont également
nuisibles à l'un et à l'autre. Elles affaiblissent
les facultés vitales , et dans une proportion
plus grande encore que le travail du corps ;
car les efforts musculaires , quoique fati-
gans , redonnent une nouvelle vigueur. Il
est vrai que l'application de l'esprit le perfectionne , mais le corps souffre de tout effort
extraordinaire des fonctions intellectuelles ,
et tous deux deviennent graduellement malades. Dans les méditations profondes , la sensibilité abandonne , pour ainsi dire , les organes des sens ; et on est souvent , en quelque
sorte , absent. La réflexion , toujours dirigée
sur un objet , non-seulement absorbe , mais
altère aussi les facultés de l'esprit ; aussi la
mélancholie et même la folie s'emparent quelquefois des personnes dévouées à la contemplation d'un objet particulier. Des pensées
profondes et abstraites , quand on ne les éloigne pas à temps , peuvent être suivies d'idiotisme ou de démence.

Pour être en état de réfléchir sérieusement
sur un sujet important , il faut si bien choisir
le temps et le lieu , que l'esprit ne puisse être
distrait

distrait par aucun autre objet ; car on ne peut bien concevoir deux idées à la fois. C'est pour cela qu'on doit étudier dans un appartement qui ne soit pas trop clair , ni où l'on puisse être troublé par aucun bruit. Les muscles ne doivent pas être trop fortement occupés pendant l'étude , et celle-ci est contraire et dangereuse immédiatement après les repas , ou avant que la digestion soit achevée. Le matin paraît être le temps le plus propre à l'étude. La nécessité et la coutume souffrent cependant des exceptions ; et il est des personnes que l'habitude a mis en état de se livrer à des travaux d'esprit , pendant le plus grand bruit et dans une chambre remplie d'enfans.

Une grande et fréquente inactivité d'esprit convient bien au corps , qui , dans cet état , exécute parfaitement ses fonctions ; mais, à la fin , l'esprit s'hébête , les facultés mentales se détruisent , les idées deviennent obscures et confuses , et la perte totale de la mémoire ou l'oubli du passé n'est que trop souvent l'effet nécessaire de cette indolence.(45)

CHAPITRE VIII.

*Du sommeil et de la veille. — De leur juste propor-
tion à l'égard de l'âge , du temps , et du genre de vie.*

Le sommeil et la veille sont presque dans
le même rapport, l'un à l'autre, que l'exercice et le repos. La veille suppose toujours
un certain degré d'activité. Toutes les fonctions naturelles , la digestion , la préparation
du chyle et du sang , l'assimilation, la sécrétion , les excrétions s'exécutent alors plus
énergiquement. Mais ces facultés s'épuise-
raient bientôt , si le sommeil ne venait leur
rendre la force qui leur est nécessaire.

Le sommeil est donc indispensable pour
l'existence et la santé , et c'est une tentative
aussi contraire qu'infructueuse, que de vouloir, par une activité mal-entendue , se priver de ce grand moyen de restauration.

Avant d'examiner les conséquences de trop
ou trop peu de sommeil, il est utile de donner
une théorie concise de la suspension des facultés mentales.

Quand le corps est fatigué , et que les sens
et le mouvement des muscles ont été exercés
pendant quelque temps , on éprouve le besoin
d'une alternative de repos , qu'on obtient par
le sommeil. Les sens et les mouvemens volon-

taires des muscles sont suspendus pendant un sommeil profond ; mais les fonctions vitales, telles que la respiration et la circulation du sang, ainsi que la plupart des fonctions naturelles, dont on a parlé plus haut, s'exécutent régulièrement, quoique plus lentement. Avant le sommeil on éprouve une langueur des sens, des muscles soumis à notre volonté, et de ceux qui tiennent le corps dans une posture droite ; la tête s'incline en devant, la paupière et la mâchoire inférieure baissent également. Enfin, le cerveau lui-même, comme organe de l'esprit, paraît fatigué ; alors les idées deviennent sans suite, et il s'élève une légère imbécillité de l'entendement.

Comme les sens sont inactifs pendant le sommeil, comme la force nerveuse se répare et que les organes des sens, aussi-bien que les muscles, reçoivent un surcroît de vigueur, le réveil a lieu : en outre, il est provoqué par quelque stimulant qui agit sur la peau ou les sens de la vue et de l'ouie. Lorsqu'on a suffisamment dormi, on est sujet, en s'éveillant, à allonger les membres et les articulations, et quelquefois à bâiller. Cette dernière action est une sorte d'instinct qui nous porte à provoquer la circulation du sang à travers les poumons, circulation que le sommeil avait retardée. La première action a pour but de faciliter les muscles que le sommeil avait engourdis.

Les songes sont des jeux de l'imagination, et proviennent souvent des sensations extérieures : ils n'ont lieu que quand le sommeil est incomplet. On rêve rarement pendant les premières heures du sommeil ; mais les songes viennent très - souvent vers le matin, quand les forces ont été véritablement réparées. Tout ce qui est capable d'interrompre la tranquillité de l'esprit et du corps peut produire des songes. Tels sont les diverses espèces de douleur et de chagrin, les efforts de l'esprit, les affections et les passions, les alimens cruds et indigestes, une posture pénible du corps, etc. Les idées qui ont, en dernier lieu, occupé notre esprit ou fait une vive impression sur nous, sont, en général, le principal sujet des songes, et occupent plus ou moins notre imagination pendant le sommeil. Les animaux sont également sujets aux songes, mais rarement. Les hommes même, modérément vifs et jouissant d'une santé parfaite, sont troublés par ce jeu de l'imagination. Il y a même des exemples de personnes vives et spirituelles qui ne rêvent jamais.

Il faut de plus observer qu'il y a dans l'esprit humain certaines représentations obscu-res, et qu'il est nécessaire de se convaincre de la réalité de ces images, quand on veut ap-percevoir la connexion qui subsiste entre les opérations de l'entendement. Parmi les nom-breux phénomènes fondés sur des idées obs-cures, je ne remarquerai que le suivant. C'est un fait bien connu que beaucoup de son-ges proviennent des impressions faites sur le corps pendant le sommeil, qu'ils sont com-posés d'images analogues, ou qui sont asso-ciées avec des sensations que ces impressions feraient naître pendant la veille. Par exem-ple, quand nos jambes sont dans une pos-ture perpendiculaire, nous sommes souvent effrayés par un songe qui nous représente le danger imminent de tomber d'une roche es-carpée ou dans un précipice. L'esprit doit se représenter à lui-même, d'une manière vive, ces impressions extérieures, autrement il n'y aurait aucune peinture idéale ; mais comme nous ne les sentons pas parfaitement, elles ne sont que faiblement et obscurément re-présentées.

Si l'on prend la résolution de se lever plus matin qu'à l'ordinaire, et qu'on s'im-prime cette détermination dans l'esprit avant de se coucher, il est presque certain qu'on sera éveillé à l'heure qu'on desire. N'est-il pas évident qu'on ne peut attribuer ce succès aux efforts du corps , mais à l'esprit qui probablement pendant le sommeil perçoit et suppute la durée du temps et fait sur le corps une impression qui le met en état de s'éveiller à l'heure arrêtée. Cependant tout cela a lieu sans notre conscience intime, et les représentations restent obscures.

Plusieurs productions de l'art sont si compliquées, qu'une infinité de conceptions simples sont nécessaires pour les exécuter. Cependant l'artiste ignore presqu'entièrement chacune de ces notions simples. Une personne, par exemple, exécute un morceau de musique , sans être obligée de réfléchir d'une manière intime à la signification des notes , à leur valeur, à l'ordre des doigts qu'il doit observer, même sans distinguer clairement les cordes de la harpe ; on ne peut attribuer cela au mécanisme du corps qui pourrait s'accoutumer, par degrés, à la position exacte des doigts. Cela ne pourrait ainsi se concevoir que quand on joue un morceau de musique qu'on a souvent exécuté ; mais nullement à un morceau nouveau , exécuté à la première vue. Dans ce dernier cas , il doit nécessairement s'élever une représentation idéale , ou un acte de jugement avant chaque mouvement des doigts.

Ces raisonnemens prouvent assez, je crois, l'occurence de ces notions et de ces représentations obscures, d'où tout nos songes tirent leur origine. Il n'est pas étonnant que dans cette innombrable diversité de songes, quelques uns se réalisent par fois. Mais bien des gens, sur-tout les victimes de la loterie, ont trop souvent occasion de regretter que ces présages se trouvent faux. Si ces personnes crédules voulaient raisonner et calculer, ils verraient qu'il y a autant de chances contre la réalisation de leurs songes, qu'il y en a contre un lot de vingt mille livres.

Avant de quitter ce sujet, je vais rapporter un songe extraordinaire du célèbre Italien Galilée. Ce grand homme, dans un âge très-avancé, ayant perdu la vue, fut un jour conduit par Toricelli, son élève, dans une superbe plaine. « Autrefois, dit ce philosophe vénérable, mes yeux me permettaient de jouir des charmes de cette campagne. Mais maintenant, depuis que leur lumière est éteinte, ces plaisirs sont à jamais perdus pour moi, Le ciel m'a justement infligé le châtiment qui me fut prédit, il y a plusieurs années. Lorsque j'étais en prison et que je soupirais impatiemment après ma liberté, je commençai à murmurer contre les décrets de la providence. Copernic m'apparut en songe, son esprit

céleste me conduisit sur les étoiles lumineu-
ses , et d'une voix menaçante me reprocha
d'avoir murmuré contre celui dont la volonté avait fait de rien tous ces mondes. « Un
temps viendra , dit - il , où tes yeux refuse-
ront de t'aider dans la contemplation de ce^s
merveilles. »

Après cette digression longue , mais peut-
être assez intéressante , je vais établir les
conséquences de trop ou de trop peu de sommeil.

Une veille prolongée au-delà du temps convenable , consume les forces , détruit l'embonpoint , cause des vertiges , des anxiétés
et une faiblesse des fonctions de l'esprit. Ceux
qui se livrent à un trop long sommeil, sont
rarement capables d'aucune passion forte.
Les personnes au contraire qui dorment trop
peu , contractent souvent un caractère har-
gneux ou vindicatif. Une insomnie long-
temps continuée, est capable de changer le
tempérament et la disposition mentale des
gens les plus doux et les plus modérés , et
d'occasionner les caprices les plus singuliers,
les plus étranges déviations de l'entendement,
enfin une démence absolue.

L'excès de sommeil cependant n'est pas
moins préjudiciable ; tous le corps tombe ,
par degrés , dans une inactivité complette ,

les parties solides se relâchent, le sang circule lentement, la transpiration devient irrégulière, le corps prend un embonpoint factice et monstrueux, la mémoire s'affaiblit, et toute sensibilité s'éteint.

Les hypocondriaques, les hystériques se font beaucoup de mal en dormant trop long-temps, sur-tout le matin où le corps est affaibli par son séjour dans une atmosphère échauffée et mal-saine. Il leur est également dangereux de rester pendant un temps considérable dans un état d'activité. En outre, un sommeil excessif est nuisible à la force musculaire de tout le monde, sur - tout aux phlegmatiques dont il vicie bientôt les fluides, et aux tempéramens sanguins à qui il donne une surabondance de sang. Les grands dormeurs sont en général affligés de constipation. Enfin se lever de bonne heure et se coucher de bonne heure, est un sûr moyen de se conserver sain et vigoureux.

S'il peut être avantageux, à quelques personnes de dormir au-delà du temps convenable, c'est à celles d'un tempérament colérique. Dormir immédiatement après souper peut occasionner le cauchemar. C'est surtout les personnes nerveuses, affaiblies et dont la digestion est altérée, qui sont sujettes à ces songes terribles.

La durée convenable du sommeil est ordinairement fixée, pour les jeunes gens et les
adultes, à six ou sept heures, et pour les
enfans et les vieillards, à huit ou neuf. Cependant, vu les dérangemens individuels de
la constitution du corps et divers besoins,
on peut difficilement fixer une règle pré-
cise. Plus on se sent faible, plus on peut
dormir, pourvu que le sommeil soit rafraîchissant. Quand, dans l'état de santé, on se
sent, en s'éveillant, parfaitement dispos d'esprit et de corps, c'est le signe le plus certain
qu'on a assez dormi.

La coutume de dormir long-temps, lorsqu'elle se prolonge jusqu'à l'âge viril, devient si habituelle qu'on ne peut l'abandonner sans de grands combats et sans une
ferme résolution. Ceux qui n'ont pas cette
fermeté, au lieu d'acquérir une constitution
forte, acquièrent un tempérament phlegmatique et froid, qui les rend incapable d'efforts énergiques, et leur esprit devient,
par degrés, indifférent à tout.

Dans un grand trouble d'esprit, et après
de violentes passions, le sommeil est plus
nécessaire. C'est pour cela que beaucoup de
personnes ne dorment jamais si profondément que quand elles sont affligées de douleur et de chagrin. Un tempérament froid et

paresseux , ne peut , ainsi qu'un hypocondriaque, dans son accès , être plus efficacement soulagé que par un sommeil court. Souvent, après un sommeil de quelques minutes, on se réveille raffraîchi , on peut réfléchir avec un esprit calme, et se remettre des troubles de la vie. Dans ces situations , lors même qu'on ne peut dormir , on peut retirer quelqu'avantage en se tenant tranquille et les yeux fermés.

Il n'est presque point de malheur, quelque grand qu'il soit, que le sommeil ne puisse diminuer ou soulager. On doit au contraire succomber sous le poids de l'affliction , quand ce beaume bienfaisant ne peut nous soutenir. Cependant il arrive souvent aussi que le mal-aise d'esprit , en agissant continuellement sur le *sensorium commune* , empêche entièrement le sommeil. De-là le repos inquiet , et même les nuits entières , passées dans l'insomnie , quand on a la tête remplie de soucis ou de projets importans. Comme les travaux de l'esprit épuisent plus nos forces que ceux du corps , les hommes de lettres qui s'occupent de réflexions longues et profondes, ont besoin de plus de sommeil que les autres. Quoique quelques personnes dont le corps et l'esprit sont également indolens , aient plus de disposition à dormir que les personnes vives et laborieuses ; cependant le sommeil ne leur est pas aussi bienfaisant , parce qu'elles sont privées des choses essentielles à la santé , savoir la vigueur et l'activité.

Souvent les personnes qui jouissent de la meilleure santé , et celles qui mènent la vie la plus régulière , ont le sommeil difficile et très-court ; elles ont aussi moins besoin de repos dans un temps que dans un autre. Ceux qui digèrent facilement, ont moins besoin de sommeil que les autres. Lorsqu'on a pris des alimens de difficile digestion , la nature invite d'elle-même à jouir du repos et à dormir en proportion du temps qui est nécessaire à la digestion et à l'assimilation des alimens. Les évacuations excessives, de quelque espèce qu'elles soient, ainsi que l'ivresse causée par les liqueurs fortes , rendent un surcroît de sommeil nécessaire. Il faut , en hiver et en été , un peu plus de temps pour dormir qu'au printemps et en automne , parce que les forces sont moins épuisées dans ces dernières saisons.

Il est très contraire dans les longues soirées d'hiver de rester trop tard à son bureau ou à table ; l'un et l'autre sont alors plus nuisibles que dans l'été, parce que le besoin du sommeil est plus grand. Ceux qui veulent passer l'hiver en bonne santé et se livrer à des travaux utiles , doivent se coucher à huit heures du soir, et se lever à trois ou quatre heures du matin. Les matinées de l'hiver ne sont pas, à la vérité, très-agréables; mais les soirées le sont naturellement encore moins. Il n'y a point de doute qu'on ne puisse se livrer à toute espèce de travail, avec plus de gaieté et de succès dans la première partie du jour, qu'à la nuit, et que les yeux ne se trouvent également bien de cette règle.

Tout stimulant peut interrompre le sommeil ou du moins le rendre difficile, et souvent causer des songes dont la cause est généralement due à l'irritation de l'estomac ou du canal intestinal. Les songes sont, pour ainsi dire, un état moyen entre le sommeil et la veille; ils indiquent, en général, quelque indisposition, à moins qu'ils n'offrent des représentations de ce qui est arrivé la veille.

Un sommeil pénible accompagné de trésaillemens, de paroles entrecoupées et incohérentes et d'un fréquent changement de posture, est un mauvais symptôme. Il est aussi souvent l'avant-coureur que le symptôme d'une maladie fâcheuse.

Les personnes faibles se font beaucoup de mal en dormant pendant le jour (ce qui est contre l'ordre de la nature) et en se tenant éveillé la plus grande partie de la nuit. La lumière du jour est faite pour les occupations actives, et l'obscurité et le calme de la nuit, pour le repos. L'air du soir qu'on respire après le coucher du soleil, et l'air de la nuit en général, qui, dans la campagne, est vicié par les exhalaisons des plantes, sont très-nuisibles aux gens délicats. L'insomnie forcée de ceux qui s'appliquent la nuit à des travaux d'esprit, est extrêmement préjudiciable. Quelques heures de sommeil avant minuit sont, selon l'expérience journalière, plus raffraîchissantes qu'un sommeil beaucoup plus long après ce période

La question de savoir s'il est bon de dormir après dîner, doit se décider par un concours de circonstances diverses, telles que la coutume, la constitution du corps, l'âge, le climat et autres semblables.

Lorsqu'après avoir pris des alimens durs et solides, la digestion est faible ou lente, on peut se livrer à un court sommeil, plutôt qu'après un repas composé d'alimens d'une digestion facile. Mais les jeunes personnes faibles ne doivent pas trop dormir, quoique leur faiblesse les y invite; car plus elles s'y livrent, plus leur langueur et leur relâchement augmentent.

Les personnes qui ont la digestion vigoureuse et prompte, peuvent entreprendre un

exercice modéré immédiatement après le repas , lorsqu'elles ont mangé des alimens faciles à digérer , et qui n'exigent d'autre secours que celui de l'estomac. Mais lorsqu'elles font usage d'alimens difficiles à digérer ,
elles doivent rester tranquilles après dîner ,
et peuvent quelquefois dormir une demi-
heure afin de soutenir la digestion.

Un peu de sommeil après dîner est plus
utile aux personnes sèches et maigres , aux
vieillards , aux gens d'une disposition irascible ; il l'est aussi à ceux qui ont passé la
nuit précédente sans dormir, ou qui se sont fatigués d'une autre manière; mais, dans ce cas,
le corps doit être bien couvert , de peur
qu'il ne soit exposé au froid. Les personnes
qui dorment à toute heure du jour, sont ordinairement plus indolentes et plus pesantes
après qu'avant leur sommeil. Le sommeil de
l'après - dîner ne doit jamais excéder une
heure , et il vaut beaucoup mieux le prendre
assis que dans une posture horizontale ; car,
dans ce dernier cas , on est beaucoup plus
sujet aux coups-de-sang , et par conséquent
au mal de tête.

La manière d'être couché dans le lit et la
posture à laquelle on s'habitue, influent beaucoup sur le sommeil et sur la santé. Coucher
sur le dos, les bras sur la tête , est un moyen

d'empêcher la circulation du sang aux extrêmités supérieures, et est souvent suivi de conséquences sérieuses. Il est également dangereux de se tenir courbé ou d'avoir la poitrine très-basse. Les intestins se trouvent par-là comprimés, très-gênés dans leurs mouvemens, et le sang ne peut aisément circuler en bas. Le vertige, et même l'apoplexie peuvent en être les conséquences. La posture sur le dos est également contraire, et peut causer des rêves effrayans, et plusieurs autres inconvéniens. La posture inverse est aussi nuisible, parce qu'elle oppresse violemment l'estomac, qu'elle arrête la libre respiration et empêche la circulation des fluides dans la poitrine et dans l'abdomen. La posture la plus convenable est donc celle sur le côté, le corps étant droit, les membres un peu courbés, de sorte que le corps soit un peu plus haut que les jambes. Quand la tête est haute un court sommeil est plus rafraîchissant qu'un plus long, quand elle est trop basse. Quant au côté sur lequel il faut coucher, le choix est tout à fait indifférent aux personnes en parfaite santé.

Le soir on ne doit manger que des alimens légers et en petite quantité, attendre leur digestion, et ne se mettre au lit que deux ou trois heures après souper. L'esprit doit

doit être serein et gai ; on doit autant qu'il est possible éviter les pensées tristes et celles qui exigent de la réflexion et des efforts d'esprit. Il est donc dangereux de lire au lit avant de s'endormir, il vaudrait beaucoup mieux prendre un peu d'exercice avant d'aller au lit, en se promenant en long et en large dans la chambre.

Le sommeil sans songes est plus sain que quand il en est accompagné ; cependant les songes agréables provoquent une libre circulation du sang, une meilleure digestion des alimens et une transpiration convenable. Le contraire a lieu dans les songes désagréables qui excitent l'anxiété, la terreur, le chagrin, la crainte et autres passions accablantes. Dans ce dernier cas ils sont des symptômes d'irrégularité dans le système gastrique, d'une maladie prochaine, ou l'effet d'une posture gênante du corps.

Pour tenir le corps chaud, on se sert de lits de plumes et de couvertures ; mais, en été du moins, on doit dormir sur des matelas. C'est une des conditions les plus essentielles pour quiconque veut mener une vie agréable, active et utile de se pourvoir d'une couche convenable. Pour assurer tous les avantages qu'on peut en retirer, rien n'est autant avantageux qu'un matelas de crin, ou si on ne peut en payer le prix, de mousse sèche. Le traversin doit être bien rembourré et élastique, et fait, dans l'hiver, avec de la plume, et en été avec du crin, plus ou moins haut, selon les circonstances, mais toujours assez pour que la tête puisse être considérablement plus élevée que la poitrine et le reste du corps.

Ce qu'on a dit dans le premier chapitre, en parlant de l'habillement et des avantages de se couvrir la peau d'étoffe de laine, surtout pour les personnes faibles et infirmes, s'applique également ici à l'égard de l'habillement et de la couverture immédiate de la peau, quand on est au lit. Quoiqu'on se déshabille ordinairement, soit par propreté, soit pour débarrasser le corps de toute pression et de toute gêne, et provoquer la libre circulation du sang, cependant on doit prendre garde en se deshabillant de s'exposer subitement à l'air, sur-tout après les jours chauds et étouffans de l'été. Une robe de flanelle longue et commodé serait le meilleur habillement de nuit, particulièrement pour ceux qui vont au lit en sortant du bain; elle entretiendrait un degré modéré de transpiration.

La tête ne doit pas être enveloppée dans un bonnet de laine; un bonnet très-léger de

coton , ou de toile est suffisant. On a expli-
qué les conséquences qui résultent de la pratique pernicieuse de tenir la tête trop chaude.
Le col de la chemise doit être lâche , les
poignets dégagés ; et si , par une mauvaise
habitude on s'est accoutumé à porter pendant le sommeil des cols ou cravattes , ils
doivent être aussi lâches qu'il est possible.
Les personnes qui ont naturellem e nt froid
aux extrémités inférieures, ou qui sont sujettes aux maux d'estomac et de gorge , feront
bien de dormir avec des bas de laine , mais
il ne faut pas que ce soient les mêmes qu'elles
portent le jour.

Les lits de plume sur lesquels on dort ordinairement sont certainement nuisibles dans
plusieurs maladies , et peuvent même en produire quelques-unes. Ils absorbent ou imbi-
bent les vapeurs transpirées sans que nous
puissions les nettoyer de ces impuretés qui
sont réabsorbées par le moyen des pores
cutanés, au grand détriment de la santé. C'est
pour cette raison que les matelas de crin ou
de mousse sont à tous égards préférables.
Mais comme beaucoup de personnes n'ont
pas le courage de s'en servir , ou craignent
.les-suites d'un changement subit , elles peuvent au moins faire battre souvent et soigneusement leurs lits de plume , les aérer au solei-

et les garnir d'une nouvelle couverture. Par la même raison, le lit ne doit pas être fait immédiatement après qu'on est levé, comme cela se pratique généralement ; mais on doit en ôter les draps, les étendre et ne pas les laisser sur le lit jusqu'au moment où l'on va se coucher. Il est de plus extrêmement contraire de dormir dans des lits surchargés de couvertures. Elles produisent une transpiration immodérée et énervante.

La coutume de dormir, les rideaux exactement et soigneusement fermés, est nuisible à la santé, parce que les exhalaisons abondantes qui ont alors lieu, ne peuvent être convenablement dissipées, et sont par conséquent réabsorbées. Il est également imprudent de se couvrir la tête presque toute entière des couvertures du lit.

Pour des raisons semblables les grandes salles à coucher ou les dortoirs, dans les écoles publiques, aussi bien que dans les hôpitaux, sont extrêmement nuisibles à la santé, quoiqu'ils puissent être des maux nécessaires et qu'on ne puisse aisément y remèdier dans les grandes maisons d'éducation. Ni la situation, ni la hauteur et la grandeur des appartemens, ni l'habitude journalière de les aérer et de les nettoyer ne suffisent pour détruire les mauvais effets résultant de la funeste coutume d'entasser tant de personnes à la fois , et de les faire respirer dans une atmosphère commune et bornée. Ces considérations et beaucoup d'autres doivent faire condamner, comme nuisible à la santé, la coutume de faire dormir dans un seul lit plusieurs enfans ou adultes , quoique la décence l'ait sanctionnée de temps immémorial.

L'ancienne coutume de bassiner le lit mérite aussi d'être condamnée , parce qu'elle tend directement à produire la faiblesse. Elle est encore plus dangereuse quand on se sert du feu de charbon , qui , par ses vapeurs nuisibles , peut devenir très-pernicieux. Celui qui s'accoutume à dormir dans un lit froid, ne ressentira pas beaucoup d'inconvénient dans la saison la plus dure , car après avoir été très-peu de temps dans le lit , la chaleur naturelle du corps le réchauffe entièrement. Ceux au contraire qui dorment dans un lit bassiné, sont plus sujets à sentir du froid dès que cette chaleur artificielle est dissipée.

Pour éviter cet inconvénient, la chambre à coucher ne doit pas être au rez-de-chaussée, ni exposée au nord. Bien des gens préférent cette situation en été à cause de l'air frais. Ils devraient cependant considèrer que dans

A a 3

un pareil appartement, l'air du matin et de la nuit est humide et mal-sain. Une chambre à coucher doit être exposée aux premiers rayons du soleil, qui éveillent l'homme sain au temps convenable, l'animent, le fortifient et l'engagent à se lever après qu'il a été rafraichi par le repos. Il vaut mieux d'ailleurs éprouver un degré modéré de chaleur, qu'on peut modifier à volonté par divers moyens, que d'habiter des appartemens bas et humides, qui ne peuvent être facilement séchés en été.

On doit toujours choisir pour chambre à coucher une chambre vaste et élevée, car les cabinets et les alcoves sont sujets à de fortes objections. On ne doit jamais laisser les fenêtres ouvertes pendant la nuit, et comme les chambres humides sont nuisibles à la santé, on doit avoir attention que le lit ne reste pas près d'un mur humide. Il vaut mieux, dans tous les cas, placer le lit de façon qu'il soit libre de tous côtés. Cette méthode de placer les lits de sangle vers le milieu de la chambre, a un autre avantage qui, pour les personnes craintives, est peut-être de quelqu'importance. Tout le monde sait que le tonnerre, qui entre par la croisée, prend sa direction le long des murs, et ne touche à rien au milieu de la chambre.

Enfin on ne doit point garder de chandelle
ou de lampe allumée pendant la nuit , dans
une chambre à coucher ; car non - seulement elle vicie l'air , mais elle trouble et empêche le repos de ceux qui dorment difficilement. Le sommeil en général vient sans beaucoup d'invitation dans un appartement obscur. La lumière d'une chandelle stimulant le
cerveau , et par conséquent tout le systême
nerveux , prévient ou interrompt aisément ,
et renvoie à des régions plus calmes ce consolateur de nos peines dont nous désirons si
ardemment l'arrivée.

CHAPITRE IX.

SECTION PREMIERE.

*Des évacuations en général ; — De leurs différences
par rapport aux organes qui les fournissent — Des
règles d'hygiène qui leur sont applicables.*

Les différentes évacuations du corps ne lui
sont pas moins nécessaires que ses réparations. Le même pouvoir qui change et assi-
mile nos alimens et notre boisson , effectue
également l'évacuation des fluides inutiles ou
nuisibles à l'économie. Il est de la plus haute
importance que rien de ce qui doit être éva-

cué reste dans le corps, et que rien de ce qui peut être utile à sa conservation n'en soit rejetté.

Combien ne voit-on pas de personnes qui, non-obstant toute l'attention qu'elles donnent à l'air qu'elles respirent, à leurs alimens, à leur exercice et à leur sommeil, etc. se plaignent d'une mauvaise santé, tandis que d'autres qui négligent totalement tout cela, jouissent d'une santé parfaite. C'est qu'elle dépend beaucoup des évacuations. Si celles-ci sont dérangées, l'observance la plus rigoureuse des règles diététiques est insuffisante pour assurer la santé, au lieu qu'au contraire, on peut négliger la plûpart de ces règles, pendant quelque temps, sans en éprouver des suites fâcheuses, pourvu que les évacuations soient régulières.

La nature non-seulement purge les fluides de leur partie inutile, mais elle en fait disparaître encore la quantité surabondante ; par exemple elle diminue le lait, la semence et le sang. On doit donc dans ces cas regarder ces fluides comme des objets d'évacuations également naturelles et salutaires.

Le résidu épais des alimens assimilés est évacué par les selles, tandis que les particules les plus pures sont seules changées en chyle. La sécrétion de l'urine, la fonction de la transpiration sont en quelque sorte des opérations dépuratoires qui dépouillent le sang d'une certaine quantité de matières salines, aqueuses, acides et autres substances inconnues.

C'est par ces trois principaux émonctoires que la nature se purge, d'une manière critique, dans un grand nombre de maladies aiguës. Souvent elle se soulage aussi par d'autres voies; tels sont le saignement de nez chez les jeunes personnes pléthoriques, les hémorroïdes, chez les gens de moyen âge, divers ulcères, chez les personnes d'une constitution humorale, la salivation, l'expectoration et certaines sueurs accoutumées.

Des évacuations par les selles.

Comme les alimens et la boisson que nous consommons tous les jours, déposent nécessairement une matière inutile, des selles journalières sont extrêmement salutaires, surtout aux personnes sujettes à la constipation et à ses suites fâcheuses. Tels sont, par exemple, les fréquens maux de tête, la difficulté de respirer, la flatulence, les éructations et les spasmes. Ces maladies accompagnent certainement, un peu plutôt, un peu plus tard, la constipation habituelle, surtout si l'on ne provoque pas extraordinaire-

ment une autre espèce d'évacuation , comme
celle par l'urine ou la transpiration insensible. (46)

Chez les personnes en santé l'évacuation
par les selles a ordinairement lieu une ou
deux fois par jour , et quelquefois selon les
habitudes , le matin et le soir. Celles qui
sont sujettes à la constipation, doivent aller
tous les matins à une heure fixe à la garderobe et s'efforcer de provoquer cette évacuation salutaire , quelque peu de disposition
qu'elles se sentent d'ailleurs , car il est bien
reconnu par l'expérience , que la nature , à
force de persévérance, s'habitue à la fin à observer à cet égard une certaine régularité.
Le meilleur temps pour cette évacuation est
de bonne heure le matin , ou tard le soir.

Quelques moyens diététiques qu'on adopte
pour provoquer les selles , il faut les employer trois ou quatre heures avant le temps
où on desire qu'ils réusissent , ou immédiatement avant d'aller au lit. Si c'est le matin , il
faut se lever de bonne heure , prendre d'a-
bord un morceau de pain avec beaucoup de
beurre frais , manger ensuite quelques prunes bouillies , et boire par-dessus deux ou
trois verres d'une infusion émolliente. Ainsi
préparé, on va se promener un peu en plein
air , ou si le temps n'est pas favorable , on

fait plusieurs tours dans la chambre. On se frotte le bas-ventre avec la main , et l'on se présente ensuite à la garderobe.

Quoique ces essais manquent souvent leur but , il ne faut pas pour cela se décourager, ni choisir , sans nécessité absolue , une autre heure que celle indiquée pour l'atteindre ; car à la fin elle deviendra le seul temps où la nature secondera spontanément nos efforts. Cependant le choix de la nourriture est , pendant ces essais , de la plus grande importance. On peut puissamment provoquer l'évacuation en vivant principalement de pain , de riz, d'épinards, de fruits bouillis , sur-tout de prunes , de pommes , de groseilles et autres végétaux doux et émolliens.

Il est bon de remarquer que si tous ces moyens ne réussissent point , il ne faut pas, pour provoquer les selles , faire de trop grands efforts volontaires , parce qu'une pression extraordinaire peut causer des descentes et des hémorroïdes. Il vaut mieux pendant quelque temps s'abstenir d'alimens cruds et solides , et ne faire usage que des alimens et de la boisson dont on vient de parler ; et si ce régime ne procurait pas l'effet desiré , il faudrait recourir alors aux doux purgatifs, tels que la rhubarbe , le sené , la crême de tartre et les sels neutres.

Trop de repos et une vie sédentaire empêchent cette espèce d'évacuation journalière, un exercice modéré et la sérenité de l'esprit manquent rarement de la provoquer. Dans beaucoup de familles, la constipation est une maladie habituelle et héréditaire. Quelquefois aussi elle vient de la faiblesse du canal intestinal ; mais plus souvent de l'usage habituel de certains alimens et de certaines boissons, par exemple, la chair maigre des quadrupèdes, du gibier, des végétaux légumineux, du vin de Porto rouge, de liqueurs fortes et amères, etc. Si elle vient de faiblesse, le vin rouge, la petite biere et autres corroborans sont très-propres à effectuer la cure. Dans tous les cas, le fréquent exercice en plein air, est extrêmement utile. Ceux qui mangent peu de viande, et qui sont, en outre, modérés dans leurs passions et leurs desirs, sont rarement privés de cet avantage.

Quand la faiblesse et l'atonie ou le relâchement des intestins sont les causes d'une constipation habituelle, l'usage extérieur de l'eau froide par affusion sur le bas ventre, ou seulement en le lavant, est souvent préférable à tous les autres remèdes diététiques. C'est un des plus simples moyens de prévenir une constipation opiniâtre. On ne doit cependant pas l'employer indiscrètement. On emploie aussi dans cette faiblesse ou ce relâchement du canal intestinal, les clystères d'eau froide. Ils sont néanmoins sujets à plusieurs exceptions. Par exemple, ils ne conviennent pas aux femmes pendant leurs règles, aux personnes attaquées d'hémorroïdes, ou qui ont la poitrine souffrante, ou des affections spasmodiques.

L'évacuation par les selles ne doit être ni trop liquide, ni trop sèche; un travail fort, des boissons échauffantes et un long jeûne les rendent extraordinairement dures, même chez les personnes les plus saines. Ces selles sont aussi souvent un symptôme de bonne digestion. Ce sont, en général, celles des constitutions robustes.

Quand les excrémens sont trop secs et dans une forme globulaire, ils causent souvent le mal de tête, l'inflammation des yeux, la flatulence, l'hystérie et à l'hypocondrie. Ceux qui se retiennent d'aller à la selle, s'exposent à plusieurs inconvéniens graves, et quand le besoin ne s'en fait plus sentir il ne revient pas ordinairement de quelque temps. Les excrémens ramassés dans le canal intestinal, le distendent avec force, donnent lieu aux hémorroïdes internes, et quelquefois même à la chûte de l'anus. Les excrémens se dessèchent et fournissent peut-être aux absorbans des sucs nuisibles.

Des selles lâches et fréquentes sont ordinaires à ceux qui prennent plus d'alimens que leur estomac n'en peut digérer ; les alimns s'altèrent alors dans le canal alimentaire et deviennent pour lui un stimulant qui entraîne leur prompte expulsion. Voilà pourquoi les personnes faibles qui mangent , en général , immodérément , sont plus maigres et moins fortes que d'autres qui observent une diète régulière et modérée. Aussi les personnes faibles et celles d'un tempérament phlegmatique , continuent d'être frêles et maigres, quelque quantité d'alimens qu'elles consomment. Elles doivent, pour cette raison, vivre principalement de lait , d'œufs , de bouillons, de viande tendre , de végétaux émolliens , et ne manger que quand elles éprouvent un véritable appétit , et après un exercice modéré. Ce n'est pas celui qui prend comparativement peu d'alimens qu'on peut appeler tempérant , mais bien celui qui n'en consomme pas plus qu'il n'en peut digérer. Des selles légères et abondantes sont une preuve certaine d'indigestion.

Il y a des personnes accoutumées à aller à la selle plus d'une fois par jour , d'autres seulement tous les deux jours , et qui cependant jouissent d'une bonne santé. Il est cependant plus désirable et plus sain d'avoir tous les jours une évacuation régulière ; les enfans sur-tout doivent en avoir deux ou trois. Les vieillards , en général , n'en ont qu'une. Un exercice modéré produit des selles plus régulières que celui qui est trop violent. Les personnes robustes et musclées transpirent plus que les gens faibles et énervés , aussi leurs évacuations par les autres emonctoires sont plus limitées , tandis que les autres dont les fluides ne sont pas convenablement déterminés vers la surface du corps , ont des évacuations plus fréquentes par les selles.

Les émétiques et les laxatifs auxquels on a recours , dans la plûpart de ces cas , affaiblissent inévitablement les premières voies et ne font ainsi qu'entraîner des maladies. Les meilleurs moyens de prévenir ces funestes conséquences sont les suivans.

1°. Un exercice du corps capable de donner de la vigueur à la puissance musculaire , de fortifier le systême nerveux , et de provoquer la circulation du sang.

2°. Mêler à ses alimens une quantité proportionnée de boisson, et c'est à quoi les personnes sédentaires ne font pas assez d'attention. Une biere faible bien fermentée est un excellent breuvage. Il en est de même de l'eau rougie avec le vin. Les liqueurs chaudes diluentes ont au contraire une tendance manifeste à augmenter les obstructions, à cause du relâchement qu'elles produisent dans les intestins.

3°. Choisir la qualité des alimens en expérimentant prudemment leurs effets. Ceux qui digèrent difficilement, doivent éviter tout aliment épais, la pâtisserie, les oignons, le pain chaud et frais, et celui qui n'est pas bien cuit. Les personnes constipées se plaignent, en général, d'un acide engendré dans leur estomac ; tandis que d'autres sont, à cause de cet acide, sujettes au relâchement et aux selles très-fréquentes. Le vinaigre et les vins aigres ne sont que rarement la cause de cette acidité, si ce n'est lorsqu'ils ne conviennent point à l'estomac. Les vins nouveaux, au contraire, et les végétaux de l'espèce acescente, mais sur-tout les viandes grasses, long-temps gardées et rôties, ont la plus forte tendance à produire l'acidité, et des chaleurs d'entrailles. Les meilleurs alimens, dans ces cas, sont les carottes, les pois sucrés, les haricots, les racines de persil, la scorsonère, les artichauts, les feuilles de moutarde et autres plantes semblables bouillies dans un bouillon assez salé, mais sans

graisse

graisse ni beurre. Avec ces alimens, on doit manger un peu de viande tendre , mais point de poisson gras , ni de gibier trop long-temps gardé.

4°. On ne doit pas trop se livrer au sommeil , qui, après dîner, est nuisible aux personnes dont la digestion est languissante et dont les évacuations sont extraordinairement lentes. Tous les mouvemens, pendant le sommeil , s'exécutent avec moins de vigueur , et plus lentement dans le système, et la veille peut, à cet égard, être regardée comme une espèce d'exercice. Car les nerfs , dans cet état , sont plus actifs et la circulation du sang a beaucoup plus d'énergie. Un sommeil trop prolongé , par exemple , de dix ou douze heures , au lieu de sept ou huit , peut supprimer l'évacuation par les selles. On peut aussi l'empêcher en se tenant assis pendant long-temps.

On doit non-seulement se mettre en garde contre la constipation,mais prévenir aussi par tous les moyens convenables de trop fréquentes excrétions. Les évacuations abondantes de cette espèce maigrissent et affaiblissent le corps. Les personnes sujettes à la diarrhée ne peuvent être trop circonspectes sur l'usage des boissons et des alimens aqueux, huileux, faciles à fermenter. Elles assureront

au contraire leur santé , en faisant usage d'a-
limens toniques, de boissons bien fe.   ntées,
de bon vin vieux par exemple.

Il serait à desirer que dans les maisons où
il n'y a point de cabinets d'aisance fermés ,
chaque personne eût une chaise percée ,
parce que la plûpart des latrines ordinaires
sont de vrais ventilateurs, où une grande partie du corps se trouve exposée à un courant
d'air froid et fétide. Les hommes qui sont attaqués d'hémorroïdes , les femmes pendant
leurs règles, les personnes sujettes aux catarrhes, aux rhumatismes , ne doivent aller
dans ces endroits qu'avec beaucoup de prudence.

De l'Urine.

Dans l'état de santé , cette évacuation a
lieu plus d'une fois par jour. L'urine de ceux
qui mènent un genre de vie modéré et prennent un exercice convenable, lorsqu'on l'examine le matin, en se levant , et après avoir
passé une nuit tranquille et rafraîchissante ,
est légère , claire de couleur de paille ou in-
clinant sur le jaune, avec un sédiment blanc,
léger et uniforme qui s'élève au milieu ; elle
ne fait d'autre écume que celle qui s'évanouit aussitôt, et elle n'a pas une odeur extrêmement désagréable. L'urine qui a ces

qualités, est un indice de bonne digestion. La quantité de cette évacuation dans les personnes en santé, dépend de leur constitution, de la saison et de la température. Elle est moindre dans les climats chauds que dans les climats froids, plus grande en hiver qu'en été ; au printemps et en automne, ces deux évacuations sont probablement égales.

La suppression des évacuations par les selles est moins dangereuse que celle par l'urine ; car celle-ci, en restant trop longtemps dans la vessie, la distend douloureusement. Quand le besoin d'uriner n'est accompagné que de quelques gouttes, on appelle cela *strangurie*. S'il est accompagné de douleur, on le nomme *dysurie*, et la suppression totale de l'urine s'appelle *ischurie*. Ces maladies sont souvent les effets des liqueurs alkooliques ou de certains alimens, particulièrement de végétaux contenant beaucoup d'acidité. On peut au commencement de ces maladies douloureuses, donner quelque soulagement au malade en fomentant ses génitoires avec un morceau de flanelle très-chaud et en le mettant aussitôt dans le bain.

Quoiqu'on ne puisse déterminer exactement la quantité d'urine qu'on doit évacuer par jour, cependant cette évacuation doit toujours être proportionnée à la boisson qu'on prend et au degré de transpiration. Lorsqu'on y apperçoit quelque diminution, on doit prendre un peu d'exercice, boire des liqueurs légères, acidulées et délayantes, et manger beaucoup d'herbes et de fruits diurétiques, tels que le persil, l'asperge, le céleri, les baies de genièvre, les fraises, les cerises, etc. On doit éviter de retenir l'urine trop longtemps, cette habitude peut occasionner le relâchement et la paralysie de la vessie et produire la pierre. L'état relatif de vigueur ou de faiblesse, le genre de vie, la quantité de la boisson, une température sèche ou humide, tout cela peut produire une différence dans la quantité de cette évacuation. Les personnes robustes rendent moins d'urine que les faibles, une abondante émission est toujours un indice de faiblesse.

Plus on fait d'exercice, moins on perd par les voies urinaires, parce qu'on perd davantage par les pores. L'air froid et humide arrête la transpiration, mais provoque l'excrétion urinaire, quand cette évacuation est empêchée, la vessie se distend quelquefois tellement que l'urétre se rompt, de-là des fistules incurables. (47) Les femmes cependant peuvent la retenir plus long-temps que les hommes. Une évacuation trop abondante constitue cette maladie particulière, comme sous le nom de *diabète*. Elle devient souvent fatale au malade, après qu'il a rendu pendant un temps considérable, plusieurs pintes d'urine par jour.

Entr'autres règles et précautions pour le traitement de cette évacuation , il faut surtout remarquer qu'il est dangereux d'uriner trop souvent , ou avant qu'il ne se soit accumulé dans la vessie une quantité convenable d'urine. Cette coutume fait trop contracter la vessie et elle ne peut se distendre aisément. D'un autre côté, une trop longue retention d'urine , élargit considérablement ce viscère, affaiblit son pouvoir musculaire , et peut dans un âge avancé, occasionner l'*ischurie* ou une rétention par faiblesse.

De la transpiration insensible.

De toutes les évacuations naturelles aucune n'est aussi importante, aussi étendue, et ne se fait avec moins d'interruption que la transpiration insensible. La santé de l'homme dépend principalement de l'état de cette fonction. Les irrégularités auxquelles elle peut être sujette, produisent une foule de maladies ou d'indispositions.

Une personne de moyenne taille et dans une santé parfaite transpire , selon le calcul de quelques-uns, trois à quatre livres, selon d'autres , environ cinq livres , dans vingt-quatre heures.

Plus une personne transpire fortement (il faut bien remarquer qu'il n'est pas ici question de sœur) plus les facultés du corps sont actives dans la digestion régulière des sucs alimentaires ; car les fluides excèdent tellement en pesanteur les parties les plus compactes et les plus solides, qu'ils engouent l'économie , quand ils ne sont pas évacués par les pores de la peau. Cependant la plûpart ne donnent leur attention qu'aux évacuations de la nature la plus grossière, ou à celles qui sont plus appréciables par les sens. Mais la transpiration insensible est plus importante que toutes les autres excrétions. (48)

Chez les personnes même les plus saines, cette transpiration n'est pas tout à la fois, ni à toutes les heures du jour également active. Elle est plus faible après un grand repas , mais dès que les alimens sont digérés on transpire avec un surcroît d'énergie. Le nouveau chyle, étant changé en sang , communique une nouvelle force aux facultés vitales, ainsi qu'à la circulation du sang lui-même. Comme la transpiration est plus considérable en été qu'en hiver , on doit, d'après cela, régler son genre de vie , et quant au sommeil , et quant à la nourriture et à la boisson.

Il est bien prouvé , par une exacte observation , que quand on se met au lit immédiatement après souper , la transpiration est arrêtée d'une manière remarquable ; il est également bien reconnu qu'il est extrêmement salutaire pour la santé que cette importante fonction du corps soit maintenue dans l'état le plus uniforme. D'où il suit nécessairement qu'après souper on doit veiller encore au moins pendant deux heures , et que , pour l'avantage des organes de la digestion et de la transpiration , nos soupers ne devraient pas être remis à des heures si avancées dans la nuit , comme cela se pratique si absurdement aujourd'hui.

D'après les expériences qu'ont faites différens observateurs sur la nature de la transpiration insensible , les circonstances suivantes affectent fortement et quelquefois suppriment totalement cette évacuation.

1º. Les violentes douleurs qui déterminent un spasme de petits vaisseaux.

2º. L'obturation des vaisseaux cutanés par suite de mal-propreté ou par l'usage des onguents et des comestiques.

3º. Les fraicheurs , sur-tout celles contractées la nuit , pendant le sommeil.

4º. L'activité actuelle de quelqu'autre fonction ou travail accidentel. Par exemple, la transpiration est plus faible pendant le temps de la digestion, sur-tout après qu'on a pris des alimens de digestion difficile. Cela a également lieu quand la nature s'efforce de provoquer quelqu'autre évacuation qui occupe davantage les organes, comme les vomissemens, les diarrhées, les violentes hémorragies, etc. comme aussi quand les efforts de la nature sont trop faibles. C'est pour cela que les personnes âgées, faibles, et les pauvres, hors d'état de satisfaire à leurs besoins digestifs, ou de donner une attention convenable à la propreté, transpirent moins que les autres. Enfin la même chose doit arriver aux personnes sédentaires qui négligent l'exercice nécessaire du corps.

La transpiration est, au contraire, provoquée.

1o. Par le bain tiède qui est très-propre à amollir la peau et à ouvrir les pores.

2o. Par l'exercice modéré du corps.

3o. Par les remèdes sudorifiques; c'est pour cela qu'il est très bon, quand on vient de recevoir du froid, de boire deux ou trois tasses de thé, sur-tout en se mettant au lit.

Quand la matière transpirable se ramasse par gouttes, elle prend le nom de *sueur*, et elle n'est plus une évacuation naturelle et nécessaire. Les personnes très-saines et très-robustes suent au contraire très-rarement ou presque jamais. Cette sueur rejette en même-temps les particules nuisibles et utiles, et affaiblit considérablement le corps.

Le froid n'arrête la transpiration que lorsqu'il occasionne sur la peau un stimulant extraordinaire, et lorsqu'on passe trop subitement d'une atmosphère chaude à une froide. De-là la nécessité de s'accoutumer de bonne heure aux vicissitudes de la chaleur et du froid, de faire tous les jours une promenade en plein air, et de se laver tout le corps, au moins une fois par semaine avec de l'eau tiède, ou mieux encore avec de l'eau froide. Cette pratique affermit les pores et les endurcit contre les différens changemens de la température et des saisons, et met à l'abri des fraîcheurs et des catarrhes.

Il n'est jamais trop tard de commencer cette salutaire pratique en lavant et en frottant souvent toute la surface du corps avec de l'eau froide. Si on s'y prend bien d'abord, elle ne peut manquer de fortifier les jeunes gens et les adultes aussi bien que les vieillards. Les lits de plume sur lesquels on dort forment, pendant la nuit, un bain de vapeurs qui détruit tout ce qu'on a acquis d'utile pendant le jour. Il est presqu'aussi préjudiciable de passer d'une température froide à une beaucoup plus chaude, que de changer subitement l'air d'une chambre chaude pour celui d'une atmosphère froide et humide.

Toutes les passions tristes et accablantes diminuent la transpiration. Tandis qu'au contraire celles d'une nature excitante ou égayante peuvent la provoquer et l'augmenter. Un exercice modéré de tous les jours est éminemment propre à soutenir cette fonction et à fortifier tout le corps. La propreté produit un effet semblable.

Une transpiration trop violente indique une grande faiblesse du corps, ou un relâchement des vaisseaux cutanés, auquel on peut souvent remédier par le bain froid. Les personnes sujettes pendant la nuit à une sueur immodérée, peuvent retirer quelqu'avantage, (si toutes fois cette sueur n'est pas un symptôme de fièvre hectique) en prenant immédiatement, avant de se mettre au lit, deux ou trois dragmes de crême de tartre, soit dans de la biere, soit dans de l'eau. Mais si ce simple remède, après diverses tentatives, ne réussit point, il faut consulter un homme de l'art ; car les sueurs de nuit, long-temps continuées, peuvent à la fin produire une grande faiblesse et même la consomption.

De la salive.

Il ne faut pas confondre la salive avec le mucus, ou la matière des crachats. La première est un fluide que la nature n'a point destinée à être rejetté, mais à se mêler aux alimens pour aider à leur digestion. Le mucus au contraire plus épais, gluant, doit être excrété. L'absurde coutume de fumer du tabac est extrêmement préjudiciable, parce qu'elle affaiblit les organes de la digestion, en les privant du suc salivaire, outre qu'elle passe généralement pour nuisible au jeunes gens et à ceux qui sont naturellement maigres et secs. Elle est plus nuisible à ces personnes, parce qu'elle provoque non-seulement le crachement de la salive, mais aussi d'autres évacuations. Le tabac a des propriétés narcotiques qui produisent dans ceux qui commencent à le fumer, le vertige et le vomissement.

Ceux qui fument souvent ont les dents jaunes ou noires ; les pipes de terre sont sujettes à les gâter et à produire une haleine infecte. Ces effets cependant sont moins à redouter, quand cette pratique est devenue habituelle, et qu'elle n'est pas portée à l'excès. Elle peut être quelquefois utile aux personnes de moyen âge, ou à celles dont l'ac-

croissement est achevé , sur-tout aux personnes corpulentes, aux phlegmatiques et à
ceux qui sont sujets aux maladies catarrhales
et aux enchifrenemens , pourvu qu'ils s'y livrent avec modération , et particulièrement
dans une température humide , froide et bru-
meuse. Ils ne doivent cependant jamais fumer immédiatement après un repas , car la
salive est alors indispensable pour faciliter la
digestion des alimens , qui n'est achevée
qu'environ trois ou quatre heures après le
repas. Il faut fumer lentement, boire souvent
un peu de biere , de thé ou toute autre
boisson diluente , et se servir d'une pipe à
long tuyau.

Du mucus du nez.

La sécrétion de cette humeur est destinée
par la nature à ménager la sensibilité de la
membrane de l'odorat. C'est pour cela que
toutes les methodes artificielles d'augmenter
cette évacuation sont nuisibles, à moins que
quelqu'indisposition particulière du corps ne
les rende nécessaires. Ce qu'on a dit à l'é-
gard de la salive et de la fumée de tabac,
s'applique aussi au mucus du nez et à la coutume de prendre du tabac en poudre. Le
tabac stimule la membrane muqueuse du nez
et, par sympathie , tous les nerfs. Il affecte

un peu les facultés mentales ; il peut être
de quelqu'avantage quand on l'employe comme remède et dans les occasions où il est nécessaire pour stimuler un flux de matière vis-
queuse qui engoue les yeux ou les narines. Si ce stimulant est trop violent, il
peut à la fin relâcher la membrane qui tapisse les narines, la corroder et produire
une concrétion polypeuse.

Le tabac peut cependant tenir lieu d'une
sorte d'exutoire dans plusieurs maladies de
la tête, des yeux et des oreilles ; mais il est
souvent extrêmement imprudent de con-
seiller l'usage du tabac aux personnes attaquées de phthisie ou sujettes au crachement
de sang, aux saignemens du nez, parce que
l'éternuement violent qu'il cause d'abord ne
peut qu'être désavantageux. Tous ceux qui
parlent en public, tous les maîtres de lan-
gues, et en un mot, tous ceux à qui une articulation claire et distincte est nécessaire,
doivent éviter cette habitude qui, portée trop
loin, est, à cet égard, très - préjudiciable.
Ceux aussi qui ont quelqu'amour de la pro-
prété, ne doivent point s'y accoutumer. En un
mot, l'usage continuel du tabac émousse par
degrés l'organe de l'odorat, déprave le palais et use, dit-on, la mémoire.

Outre tous ces mauvais effets, le tabac

peut être accompagné d'une autre conséquence également désavantageuse : pendant que le nez est continuellement bouché par cette poudre, la respiration ne se fait, en général, que par la bouche, ce qui fait qu'on est obligé de la tenir entr'ouverte, circonstance qui fatigue les poumons, ainsi qu'on peut s'en convaincre en se bouchant le nez, et en respirant entièrement par la bouche.

De l'humeur des oreilles ou du cérumen.

Si on nettoye rarement les oreilles, elles peuvent se remplir de cérumen. Cette humeur devient dure, diminue l'acuité de l'ouie, gêne le passage des rayons sonores, et peut à la fin produire une surdité totale. Le cérumen, quand il devient abondant, épais, irritant, peut occasionner de la douleur, et quelquefois une suppuration des oreilles. (49) C'est un excellent préservatif du sens de l'ouie que de les laver tous les jours avec de l'eau froide. Si on craint que quelqu'insecte ne se soit glissé dans la cavité de l'oreille, on peut y introduire de l'huile douce, et la faire reposer sur le côté où est le siège de la douleur.

Des hémorragies.

Ce sont des flux de sang salutaires aux

deux sexes quand la nature les règle et les nécessite. Les règles sont irrégulières dans leur apparition et leur disparution , parce qu'elles sont sous l'influence du climat et de la constitution du corps. Les hémorrhoïdes , au contraire , viennent du genre de vie joint à un tempérament particulier de l'individu. Le saignement de nez, quand il est fréquent, a pour cause ou une surabondance de sang , ou une circulation trop accélérée. (5o) Tant que ces flux continuent dans des limites convenables et n'épuisent pas les forces , il n'est pas nécessaire d'employer aucun moyen artificiel pour les supprimer. Les femmes, celles sur-tout d'un tempérament irritable, doivent, pendant leurs règles , modérer leurs affections et leurs passions, de peur que cette évacuation salutaire ne soit extraordinairement augmentée ou totalement supprimée.

Enfin il est extrêmement imprudent pour les jeunes femmes d'exposer leurs pieds et leurs jambes à l'action de froid et de l'humidité , dans un temps où elles doivent particulièrement se mettre en garde contre ces fâcheuses influences. Les gens humains et sensibles ne doivent point exiger de leurs domestiques qu'elles s'exposent aux mêmes dangers. C'est en effet à cause de cette pratique que tant de domestiques femelles vont tous les jours chercher un réfuge dans les différens hôpitaux.

* * * * * *

SECTION II.

Du commerce des sexes en particulier, de son influence à l'égard de la constitution , et de sa santé.

Un sujet aussi important , et pour notre bien-être physique et pour notre bien - être moral, que peut l'être, par ses conséquences, un commerce trop limité ou très-répété entre les sexes , mérite l'examen le plus sévère, et l'attention la plus sérieuse du philosophe.

Le penchant qui nous porte à ce commerce et l'évacuation qui l'accompagne, ne sont pas moins inhérents à la nature humaine que les autres fonctions du corps. Cependant comme la semence est un fluide des plus propres à exciter l'action des nerfs , cette évacuation n'est que très-rarement absolument nécessaire. Elle est d'ailleurs accompagnée de circonstances qui ne sont ordinaires à aucune autre. L'émission de la semence affaiblit le corps plus que vingt fois la même quantité de sang. C'est pour cela que les excès de cette nature produisent toujours tant de débilité du corps et de l'esprit.

Il est reconnu par les observations des plus habiles physiologistes , que la plus grande partie de {cette humeur est réabsorbée , se mêle avec le sang, et qu'elle donne au corps une vivacité et une vigueur particulières. On ne peut espérer ces effets salutaires, quand on dissipe la semence imprudemment et indiscrètement. Son émission est, en outre, accompagnée de phénomènes spasmodiques et convulsifs , qui sont toujours suivis de relâchement. Par la même raison, les pensées, même libidineuses , sans aucune perte de semence, sont aussi affaiblissantes , quoique dans un moindre degré, parce qu'elles déterminent une certaine activité dans le systême de la génération.

Cependant si cette évacuation n'a lieu que quand il y a surabondance et avec des limites convenables , elle n'est point préjudiciable à la santé. La nature , en effet, la provoque spontanément pendant le sommeil , chez les individus les plus sains. Tant qu'on n'observe point de différence dans l'énergie du corps et de l'esprit, après cette évacuation, il n'y a point de dangers à redouter. Il est bien reconnu et attesté par l'expérience des plus habiles médecins , que certaines affections, comme celles de l'hypocondrie et de la mélancolie confirmées, incurables par tout autre moyen , ont été heureusement dissipées par le mariage.

Il y a une infinité de circonstances qui déterminent le danger ou les avantages du commerce des sexes. Il est utile dans les circonstances suivantes :

1º. Chez les jeunes personnes, ou celles du moyen âge , parce que la flexibilité de leurs vaisseaux , la force de leurs muscles et l'énergie du principe vital , les mettent aisément en état de soutenir les pertes occasionnées par cette évacuation.

2º. Dans les personnes robustes qui ne perdent pas plus qu'elles ne réparent.

3º. Dans les personnes vives et celles qui sont particulièrement adonnées au plaisir ; car plus le desir naturel et légal est fort , moins sa satisfaction est nuisible.

4º. Dans les personnes mariées qui y sont accoutumées ; car la nature suit une marche différente , suivant qu'elle est habituée à la reabsorption ou à la perte de ce fluide.

5º. Avec un objet aimé ; parce que le pouvoir qui anime les nerfs et les fibres musculaires, est en proportion du plaisir reçu.

6º. Après un bon sommeil ; parce qu'alors le corps est plus vigoureux et l'imagination plus riante.

7º. A jeûn ; la digestion si nécessaire à la

vigueur du corps , n'est pas alors interrom-
pue.

80. Enfin, dans les mois du printemps; parce
que la nature, dans cette saison , excite particulièrement tous les animaux au commerce des
sexes , parce qu'on est alors bien plus robuste
et plus amoureux. Il est bien reconnu par
l'expérience que les enfans conçus au printemps ont les fibres plus solides , et sont par
conséquent plus vigoureux et plus robustes
que ceux engendrés dans la chaleur de l'été
ou dans le froid de l'hiver.

On peut reconnaître aux signes suivans
si le commerce sexuel a été ou non favorable au bien-être du corps ; savoir, quand il
n'est pas suivi de lassitude particulière ,
quand le corps ne se sent point pesant et l'esprit inapte à la réflexion.

Il est plusieurs cas où ce commerce est
pernicieux à la santé; et c'est sur-tout dans
les circonstances suivantes.

1o. Dans toutes les personnes faibles , qui
perdent leur force après l'émission séminale
et dont la digestion souffre.

2o. Dans les vieillards dont la chaleur vitale est diminuée , dont le corps s'affaiblit
par la jouissance la plus modérée et dont la
vigueur déjà diminuée éprouve , à chaque
perte , une diminution encore plus grande.

3º. Dans les personnes non encore arrivées à l'âge de maturité. Un commerce précoce énerve, maigrit et abrége inévitablement la vie.

4º. Dans les personnes sèches, colériques et nerveuses, ou fortement pléthoriques. Ce commerce est aussi extrêmement dangereux aux personnes dans un état d'ivresse.

5º. Immédiatement après les repas, parce que les forces nécessaires à l'œuvre de la digestion sont ainsi déviées, et qu'il peut en résulter une indigestion mortelle.

6º. Après un exercice violent. Dans ce cas le commerce est encore plus nuisible que dans le précédent, où la force musculaire n'était pas consumée, mais seulement nécessaire pour aider une autre fonction. Après la fatigue du corps, au contraire, l'énergie nécessaire est en quelque sorte épuisée, et chaque nouvel effort du corps doit être particulièrement nuisible.

7º. Il faut moins se livrer à ce commerce dans la chaleur de l'été qu'au printemps et en automne, parce que la digestion et l'assimilation se font moins vigoureusement en été que dans les autres saisons. Par une raison semblable, le commerce sexuel est plus affaiblissant, et la faculté de s'y livrer s'éteint beaucoup plus vîte dans les climats chauds que dans les climats tempérés.

Il y a , comme on l'a observé plus haut, deux causes principales de l'effet affaiblissant de ce commerce sur le tempérament, particulièrement sur celui des hommes. 1º. Le mouvement convulsif de tout le corps , accompagné de l'exaltation de toutes les forces morales, et 2º. la perte de ce fluide essentiel. C'est une erreur de croire que l'enflure du scrotum puisse provenir d'une stagnation du fluide séminal. Cette enflure, si elle a réellement lieu, n'est suivie d'aucun danger, car l'expérience nous apprend que la semence est réabsorbée au profit du corps , ou que si son accumulation devient trop abondante , la nature l'évacue spontanément.

L'affaiblissement de ceux que se tiennent à cet égard dans les bornes de la modération , ne continue pas long-temps. Une heure de sommeil suffit en général pour rétablir leur force. Cette tempérance est très - salutaire à tout le corps , elle sert à animer toutes ses facultés et à provoquer la transpiration insensible et la circulation du sang. La semence peut être émise sans offenser le corps, quand la nature seule la provoque , c'est - à - dire, quand les réservoirs sont pleins et que nos sens sont émus par cette réplétion , sans le concours de l'imagination.

Comme c'est principalement ce fluide qui

donne à la machine animale, la vivacité, la force musculaire et l'énergie, ces pertes réitérées ne peuvent qu'affaiblir les nerfs, l'estomac et le cerveau, en un mot tout le corps et les facultés mentales ; elle détruit en quelque sorte l'ardeur pour tout ce qui est grand et beau ; elle donne aux voluptueux, dans le printemps de leur vie, toutes les infirmités et les misères d'une vieillesse prématurée. L'état de mariage lui-même ne peut les en garantir. Les conséquences les plus certaines de l'excès dans le commerce sexuel, sont l'affaiblissement des sens, sur-tout celui de la vue, l'hypocondrie, la mélancolie, le dégoût de la vie et souvent la consomption. Tombé dans cet état, le débauché s'efforce d'exciter ses sens par le stimulus de la nouveauté, et ne fait que hâter sa fin déplorable.

Chaque individu doit aussi à cet égard consulter son tempérament ; quelques personnes sont pourvues par la nature d'un degré extraordinaire de vigueur corporelle, tandis que d'autres n'en ont reçu que très-peu. Les premières peuvent donc, sans beaucoup de danger, se livrer à de légers excès, et les autres, au contraire, ne peuvent en commettre impunément. Il faut toujours, dans ce qui a rapport à cette fonction, consulter l'instinct naturel. Mais il ne faut pas, comme cela arrive souvent , le confondre avec le stimulant artificiel. Les hommes intempérans et ceux qui font usage de beaucoup d'alimens et de boissons échauffantes, sont quelquefois stimulés seulement par une certaine irritation des organes abdominaux ; mais ce stimulant est totalement étranger à l'impulsion de la nature.

De fréquentes émissions nocturnes , quoiqu'elles soient involontaires , sont suivies d'une faiblesse habituelle et peuvent même amener la consomption ; mais bien plus dangereux et bien plus multipliés sont les résultats terribles de la masturbation. Ce vice honteux énerve le corps et altère la physionomie plus qu'aucune autre espèce de débauche, et sur-tout, plus que le commerce naturel des sexes , parce que les pertes qu'il entraîne sont d'autant plus fatales qu'elles coûtent, pour les provoquer, un plus grand effort de l'imagination , et que les moyens de les renouveller sont sans cesse à la disposition de celui ou de celle qui en est la victime.

Comme toutes les femelles des animaux , quand elles sont pleines, refusent de recevoir le mâle , il paraît de même que la communication avec les femmes grosses est physiquement contraire. Malgré qu'on ait peut-être exagéré les dangers qui en résultent pour la mère et pour l'enfant, néanmoins le commerce avec une femme avancée dans la grossesse n'est certainement point conforme aux lois de la nature. Les femmes qui dans ce cas cèdent trop facilement, s'exposent aux fausses couches. (51)

Un commerce avec les femmes qui allaitent, n'est pas moins contraire, parce qu'il diminue le lait et affecte la santé de l'enfant. Il n'est pas excusable de satisfaire cette passion pendant les règles qui peuvent en être soudainement supprimées, ou dégénérer en une hémorragie de la matrice. D'ailleurs le commerce des sexes durant ce période, aussi bien que quelques jours auparavant, ne peut répondre au but de la génération, parce que l'ovaire de la femme n'étant que légérement attaché se sépare pendant cet écoulement périodique. C'est pour cela, que, lorsqu'il a cessé, le coït est très-généralement couronné de fertilité ; car alors la femme est dans l'état le plus convenable pour la fécondation, parce que l'ovaire a le temps de se consolider avant les prochaines menstrues.

J'observerai que c'est une règle excellente et salutaire de ne se livrer au commerce des sexes qu'à des périodes réguliers, de sorte que la nature puisse s'y habituer, sans des efforts extraordinaires et nuisibles. Cette régularité pourrait être avantageuse aux personnes mariées. Elles ne seraient pas si sujettes à commettre des excès qui amènent à fin la satiété , et l'indifférence pour l'objet aimé , et qui ne donnent à la société que des enfans faibles et dégénérés.

Il n'y a parmi les hommes aucune sorte d'excès qui soit plus certainement puni que celui du commerce sexuel ; quoique ses conséquences n'aient pas immédiatement lieu , elles arrivent toujours inévitablement et en général dans un temps où elles se font plus sévèrement sentir. Quelquefois c'est dans les organes seuls de la génération , et quelquefois sur tout le corps. Le commerce même avec l'objet le plus aimé , à la possession duquel on aspire ardemment et depuis long-temps , n'exempte pas le voluptueux de ces funestes effets , lorsqu'il passe les bornes de la modération. Il dérégle à la fin l'imagination , il remplit la tête d'images libertines , et l'idée dominante de la jouissance des sens exclut les réflexions de la raison. La nature s'épuise, fournit sans cesse aux parties de la génération la matière de la semence. On est troublé par des éjaculations involontaires , qui sont extrêmement affaiblissantes , et font perdre entièrement la faculté de la reproduction.

Les affections spasmodiques ne sont pas rares chez les débauchés. Les femmes sont affligées de fleurs blanches , de violens flux menstruels, d'abbaissement du vagin et d'autres maladies innombrables et dégoûtantes. Ces effets destructeurs se manifestent d'abord sur le corps , par un relâchement général des solides. Le systême nerveux est réduit à un état de faiblesse extrême que l'observance la plus rigoureuse d'un régime diététique et les remèdes médicaux les mieux appropriés parviennent rarement à détruire. De-là , comme on l'a déjà observé , l'hypocondrie , la mélancolie , la perte de la mémoire et l'altération du jugement.

Les sens extérieurs ne souffrent pas moins; les yeux sur - tout deviennent plus faibles , des figures imaginaires flottent continuellement devant eux , et souvent la vue est entièrement détruite. L'estomac aussi , vu l'intime connexion qu'il a avec les nerfs , partage en grande partie ces dérangemens. Ceux qui survivent aux funestes effets de leur intempérance, acquièrent par leur faiblesse absolue une attitude entièrement courbée , une démarche lente et chancelante , et le reste de leurs jours est marqué par des infirmités sans nombre.

Il y a des gens qui , par ignorance , ont

été long-temps dans l'habitude de commettre des excès, et qui entreprennent de réformer tout - à - coup leur genre de vie ; ce changement subit, outre qu'il est presque impossible, est en général un acte d'imprudence ; ils espèrent se restaurer tout-à-coup par des remèdes fortifians qui rendent leur situation encore pire, parce qu'ils sont sujets à occasionner pendant la nuit des émissions involontaires de sémence, et même à produire une irritation sur les intestins, laquelle est souvent la cause de ces émissions. On ne peut, dans ces cas, employer les plus doux corroborans eux - mêmes avec espérance de succès, parce que le corps est trop faible pour le supporter. Il vaut donc mieux revenir de ces excès par degrés que par un changement trop subit et trop dangereux.

En même-temps on s'appliquera à un régime réglé et nourrissant. La quantité d'alimens n'est pas à cet égard aussi importante que la qualité. Ils doivent donc être nourrissans et d'une digestion facile. Une nourriture abondante et des alimens durs, flatulans et cruds ou sujets à fermenter dans l'estomac, sont par conséquent très - nuisibles dans ces cas. Mais du reste, on ne peut trop sérieusement recommander une certaine abstinence du commerce qui a occasionné la faiblesse. C'est en général un moyen suffisant de rétablir la vigueur musculaire , sur - tout quand la jeunesse et la constitution sont en faveur de l'individu.

Il est à remarquer encore que la plûpart des personnes , sur-tout dans les rangs les plus élevés , ne se marient point à une époque convenable de la vie. Ainsi on entre dans le mariage à l'âge de 5o à 6o ans , lorsque le corps est énervé par toute espèce de dissipation. Les fruits de ces liaisons tardives déposent assez contre elles par leur constitution cacochyme.

Se marier , au contraire , de trop bonne heure , contre cette coutume destructive , et avant l'âge de maturité , est également pernicieux et destructif. Tout jeune homme qui veut se marier devrait tâcher de connaître exactement si l'objet de son affection est propre aux différens devoirs de cet état , ou s'il est disposé à la phthisie , aux écrouelles , aux maladies de l'esprit ; car outre que c'est un malheur d'être uni à une valétudinaire , il n'y a que les femmes saines qui puissent produire des enfans sains et vigoureux.

Celui qui ne se marie point par amour des richesses et par intérêt de famille, doit choisir une femme bien faite et agréable , parce que les mères difformes ont rarement de beaux

enfans. Il faut aussi qu'il cherche à connaître la disposition naturelle de la femme , car
selon les meilleurs observateurs les enfans
héritent plus généralement des inclinations
et des passions de la mère.

Il faut donner la plus grande attention à l'organisation physique. Les femmes bossues ou
qui ont été rachitiques dans leur enfance ,
ne doivent point se marier. On ne devrait
point sur-tout le leur permettre , dans un
état bien policé , avant du moins que des
hommes de l'art eussent examiné s'il n'y
a point quelqu'empêchement à la grossesse ,
provenant de la structure du bassin , ce qui
rend souvent nécessaire autant qu'infructueuse l'opération césarienne.

Dans quelques cas rares , une trop grande
continence peut pourtant causer des maladies sérieuses. Une rétention totale de la semence n'est pas , à la vérité , toujours nuisible ; mais elle peut le devenir aux personnes
naturellement lascives ou corpulentes. Ces
personnes sont , en général , pourvues de
beaucoup de liqueur séminale qui, si elle est
long-temps retenue, cause dans l'un et l'autre
sexe des évacuations involontaires , la plé-
thore , la mélancolie et une manie furieuse.
La même cause fait naître le priapisme chez
les hommes , et chez les femmes la fureur

utérine. Je ne puis cependant m'empêcher de remarquer à cette occasion que ces effets n'ont jamais lieu chez les personnes qui vivent régulièrement, et qui n'entretiennent point d'idées libertines. (52)

Quoique nous n'ayons point de spécifiques qui méritent proprement le nom d'*aphrodisiaques*, il est cependant certain qu'il y a des moyens qui tendent à provoquer le desir et la capacité du commerce sexuel, ce sont ceux qui contribuent à augmenter le système général des forces, ou à stimuler les parties génitales. De la première espèce sont ceux qui fournissent un chyle abondant. Par exemple le lait, les œufs, la viande tendre et nourrissante, etc. On place dans la seconde ceux qui portent une certaine irritation sur les génitoires ou sur les reins, comme les diaphorétiques chauds ; ces moyens doivent être employés avec réserve, principalement quand on est infirme ou âgé. Car l'émission de la semence est alors suivie de faiblesse et de dégoût. Il n'est pas nécessaire d'augmenter, dans les personnes jeunes et robustes, la sécrétion de ce fluide par des moyens artificiels.

Il existe aussi des remèdes d'une tendance opposée qui peuvent mieux modérer ou arrêter un trop violent penchant à l'acte vénérien , que ceux dont on vient de parler , ne peuvent l'exciter. Dans l'état actuel de la société, et sur-tout chez les nations maritimes, où un grand nombre d'hommes et de femmes sont obligés de mener une vie célibataire, les moyens propres à diminuer cette passion méritent d'être connus. De cette nature sont:

1º. Une vie laborieuse et réglée , beaucoup d'exercice du corps , peu de sommeil , une nourriture peu abondante.

2º. Eviter toute espèce de stimulant , tels que l'intimité avec l'autre sexe , les conversations amoureuses , les récits libertins , les livres, les tableaux séducteurs.

3º. Un régime raffraîchissant à tous égards. C'est pour cela que Platon et Aristote recommandent d'aller pieds nuds comme un moyen d'arrêter le stimulant du desir charnel. C'est dans la même intention qu'on conseillait le bain froid. D'autres encore , tels que Pline et Galien , conseillaient de porter sur les talons et sur les hanches de légères feuilles de plomb. On peut pour cela , et probablement avec plus de succès , se servir d'alimens raffraîchissans , tels que la laitue, le pourpier d'eau , les concombres , etc.; et si les desirs deviennent plus grands, ajouter à l'eau, pour la rendre plus raffraîchissante, un peu de nitre , de vinaigre ou d'acide vitriolique. Mais tous ces remèdes et autres semblables sont peu ou point avantageux aux voluptueux d'habitude.

CHAPITRE X.

Des affections et des passions de l'ame. — Leurs bons et mauvais effets relatifs à l'état de la santé.

LE vaste Océan ne présente point des scènes plus variées que les diverses affections et passions de l'esprit humain. Elles viennent en partie de l'esprit lui-même , et en partie des diverses constitutions et des divers tempéramens de l'individu. On peut, par une infinité de moyens, changer et améliorer la disposition du corps , mais il n'y a que les argumens de la raison qui puissent agir sur l'esprit.

Le tempérament de l'homme est , pour ainsi dire , la source de ses opérations mentales. Les affections et les passions ne diffèrent entr'elles que par des degrés. Les premières sont une inclination , un penchant à une passion, les autres sont les affections réalisées ; ou en d'autres mots elles constituent un degré actuel et perceptible de plaisir ou d'aversion sensuelle. Selon lord Kaimes, les passions sont actives et accompagnées de desir ; les affec-

tions

tions sont inactives et dépourvues de passions.

Les passions opèrent sur le corps ou soudainement, ou lentement et par degrés. La
mort subite ou un danger imminent de la vie
peut être la conséquence du premier effet ;
un déclin et une consomption graduelle peuvent l'être du second. On peut diviser les
passions en deux classes principales, celles
d'une nature agréable, et celles d'une nature
désagréable. Les hommes d'une imagination
forte sont principalement sujets aux passions
violentes, ceux qui ont plus de jugement et
moins d'imagination, le sont aux émotions
douces du cœur. Les personnes indolentes
sont moins passionnées que celles qui, à
une imagination vive joignent un jugement
sain. Les plus grands esprits sont généralement les moins passionnés.

Toutes les passions de quelque espèce
qu'elles soient, lorsqu'elles s'élèvent à un
degré violent, sont très - dangereuses ; les
maladies du corps et la mort même peuvent
en être les suites. Une crainte et une terreur
subite sont souvent suivies d'une apoplexie
fatale. Les accès cataleptiques et épileptiques
accompagnent quelquefois l'affliction immodérée ou l'anxiété accablante. L'hypocondrie,
la manie et l'hystérie peuvent, à la vérité,

D d

venir d'une infinité de causes physiques ; mais ils sont aussi souvent l'effet des passions ou des peines de l'esprit chez des personnes d'ailleurs en santé.

Les maladies de l'esprit, après un certain temps, produisent diverses maladies du corps, comme celles-ci se terminent quelquefois en affections mentales. Dans l'un et l'autre cas, on doit opposer à la maladie des remèdes physiques et moraux.

Ce n'est que par le traitement de la constitution et par l'éducation de l'individu qu'on peut rendre les passions utiles ; lorsqu'on ne les réprime pas, elles nous agitent comme une tempête bouleverse l'Océan. Puisque toutes les affections consistent en desir ou en aversion, elles doivent nécessairement être accompagnées de représentations assez vives pour susciter en nous des mouvemens volontaires correspondans. Elles doivent par conséquent être accompagnées de mouvemens sensibles, d'où résultent non-seulement des actions volontaires, mais celles aussi qui contribuent au soutien de la vie, et qui sont plus ou moins violentes, selon le degré d'affection. La joie, par exemple, anime tous les pouvoirs du corps, et pénétre, pour ainsi dire, toute l'économie animale. L'espérance a presque un effet semblable, et ces deux affections contribuent à la conservation de la santé et de la vie, plus que tous les remèdes qu'on peut imaginer. Mais dans toutes les autres affections de l'esprit, on peut à peine observer d'autres effets que ceux de quelques mouvemens irréguliers qui comme certains médicamens peuvent quelquefois être utiles, dans certaines circonstances et à certains degrés. Tout homme, il est vrai, naît avec certaines dispositions de l'esprit, et avec son tempérament moral particulier. Le plus jeune enfant même, avant de pouvoir parler, découvre par ses traits et ses gestes ses principales inclinations. Si on les entretient dans son cœur, elles croissent avec lui et deviennent si habituelles, que lorsqu'il est adulte, il ne peut, sans les plus grands efforts, les surmonter par le pouvoir de la raison.

Le systême physique du corps est en bon état quand l'esprit jouit d'une gaieté modérée, ainsi qu'on le voit en général dans les personnes saines et vertueuses. La circulation des fluides et la transpiration se font alors avec une vigueur convenable ; et ce mouvement vif et uniforme influe salutairement sur la digestion, sur les autres fonctions du corps, et sur-tout sur les viscères abdominaux. La joie donne à tout le corps de l'activité et de la vie ; elle brille dans les yeux , elle augmente l'action du cœur et des artères , rend la circulation de tous les fluides plus active et plus uniforme , facilite la cure des maladies et avance la convalescence. Les différens degrés de cette affection sont la *gaieté* , l'*enjouement* , la *satisfaction* , l'*exaltation* , le *ravissement* et l'*extase*.

On peut regarder comme contribuant aux joyeux états de l'esprit , les évacuations modérées , une bonne transpiration , tout aliment d'une qualité apéritive et d'une digestion facile, un air pur et sec ; et tout ce qui peut fortifier les fonctions du corps , du bien-être duquel dépend souvent la sérénité de l'esprit. Mais la joie doit être modérée , exciter le rire , et ne pas être vive , au point de causer une sorte d'ivresse ; des transports tumultueux qui ressemblent à des accès de folie , sont suivis de relâchement et de pésanteur , et empêchent aussi le sommeil qui peut seul calmer l'excitement du système nerveux. Sanctorius conseille à cet égard aux personnes qui ne peuvent réprimer leurs passions, de s'abstenir de la joie , parce que les transports qui l'accompagnent sont suivis de nuits sans sommeil , et d'une grande perte de matière transpirable. Une joie soudaine et excessive peut devenir extrêmement préjudiciable à l'esprit et au corps.

Le rire est l'effet ou la conséquence de la joie. S'il est modéré, c'est une émotion salutaire ; car comme il se fait une profonde inspiration d'air, qui est suivie d'une expiration courte et fréquemment répétée, les poulmons se remplissent d'une grande quantité de sang et se vident par degrés ; de sorte que sa circulation à travers les poumons se trouve ainsi avantageusement provoquée. Il se manifeste sur les organes de la digestion un effet semblable. Le rire éloigne souvent les douleurs de l'estomac, les coliques, et plusieurs maladies que d'autres moyens ne peuvent guérir. Dans plusieurs cas on doit l'exciter à dessein, pour agiter tout le corps, lorsque cette agitation peut contribuer à la résolution des tumeurs intérieures (53).

L'espérance est une anticipation de joie ou le pressentiment d'un bien attendu. Elle est accompagnée de tous les effets favorables d'un événement heureux, sans avoir aucun de ses désavantages physiques ; car l'attente d'un bonheur ne nous affecte pas autant que sa jouissance. D'ailleurs elle n'est pas sujette à ces interruptions dont aucun plaisir humain n'est exempt. Elle a principalement en vue un objet idéal ou imaginaire, et se contient en général dans les bornes de la modération ; enfin le sentiment de bonheur qu'elle

renferme, surpasse la satisfaction que procure
la jouissance immédiate , elle a par conséquent sur la santé , une influence plus salutaire qu'une bonne fortune réalisée. Quoique
l'espérance ne repose jamais sur la réalité,
elle est néanmoins la seule source naturelle du bonheur de l'homme. Elle est
donc l'état de l'esprit le plus favorable à la
santé et elle conserve souvent ou prolonge
l'existence de ceux dont la situation paraît
désespérée.

L'amour , vu sous son jour le plus favorable , nous présente un tableau de joie
permanente et accompagnée de tous les bons
effets de cette passion. Il anime les pulsations du cœur et des artères , il excite les différentes fonctions ; et l'on a souvent observé
qu'un fort attachement pour un objet aimé, a
guéri des maladies invétérées qui avaient ré-
sisté à tous les efforts de la médecine et qu'on
regardait comme incurables. Les changemens
que cette passion peut produire sur les facultés
et surtoutes les dispositions de l'esprit sont également remarquables. Les efforts extraordinaires faits pour obtenir la possession d'un
objet desiré excitent une sensation et un sentiment de force qui met en état non-seulement
d'entreprendre , mais aussi d'exécuter les
actions les plus nobles et les plus héroïques.

Dans cet état d'exaltation on défie toutes les difficultés, on surmonte tous les obstacles.

Le chagrin produit, ou soudainement ou lentement, selon que la cause est plus ou moins importante, et d'une durée plus ou moins longue, des effets tout-à-fait opposés à ceux de la joie. Le moindre degré de chagrin s'appelle inquiétude. Il prend le nom de *tristesse*, quand il est silencieux et pensif. Il se tourne en *mélancolie*, quand il est long, qu'il occupe l'esprit tout entier et qu'il devient habituel. Il s'appelle *douleur*, quand il est augmenté et continu ; *anxiété* quand il est agité d'espérance et de craintes, et *désespoir*, quand on n'a plus ni crainte ni espérance. Rarement le chagrin devient subitement fatal ; agissant insensiblement, mais sans relâche, comme un poison lent, il épuise les forces de l'esprit et du corps. Le cœur bat plus lentement, la circulation du sang et des autres fluides devient languissante. Quelques-uns même cessent d'être chariés dans leurs vaisseaux, et s'accumulent dans différentes cavités. Le visage devient d'abord pâle, ensuite jaune et même bouffi ; le corps et l'esprit sont abattus, le cours du sang à travers les poumons a besoin d'être aidé par de fréquens soupirs ; l'appétit se perd ; les digestions se dérangent, et à cet état se joint souvent l'hystérie, l'hypocondrie, la consomption. Chez les hommes le chagrin donne lieu aux hémorroïdes internes, et chez les femmes à la suppression des règles, à la stérilité. L'esprit sans cesse occupé de ses peines, se plonge de plus en plus dans la contemplation de sa malheureuse situation, et trouve de nouveaux alimens à son chagrin dans tous les objets qui se présentent à lui. Insensiblement l'imagination s'obscurcit toute entière, et les conséquences les plus ordinaires sont une mélancolie profonde suivie de fièvre nerveuse ou de démence.

La solitude et l'oisiveté sont non-seulement les causes éloignées de beaucoup de passions, mais elles les nourrissent et les entretiennent toutes sans exception. Elles recueillent et fixent l'attention de l'esprit sur les objets favoris de nos passions. Quoiqu'il ne soit certainement pas en notre pouvoir d'éloigner le chagrin, dont les sages et les grands hommes eux-mêmes ne sont pas toujours exempts ; cependant on peut faire beaucoup pour le soulager, en évitant de s'y livrer avec continnité. Les motifs de consolation, tirés de la morale, ont, en général, dans ces cas une puissante influence, quand ils sont convenablement adaptés à l'intelligence et à la disposition mentale de la personne affligée. Elle doit éviter, autant qu'il est possible, la compagnie de ceux qui aiment à raconter leurs malheurs et leurs infortunes. Elle doit au contraire recourir aussi-tôt à tout ce qui peut contribuer à égayer l'esprit et à le distraire de l'objet de ses peines. Telles sont la compagnie, les affaires, une musique joyeuse et les affections sociales. Il faut souvent frotter le corps avec des morceaux d'étoffes secs parfumés d'ambre, de vinaigre, de sucre et autres aromates. On peut avec avantages employer le bain tiède, et si les circonstances le permettent, on doit passer dans un climat plus chaud et plus sec.

Les pleurs accompagnent, en général, le chagrin ; quand il n'est pas trop intense, ils en sont l'adoucissement, et les adultes ne doivent pas les retenir. Leurs bons effets sont de prévenir le danger que le chagrin peut faire craindre, en diminuant les constrictions spasmodiques du poumon et du cœur, et en rétablissant la réguralité de la respiration et de la circulation du sang. C'est pour cela qu'on se sent très-soulagé après une grande abondance de larmes, qui néanmoins est très-préjudiciable aux yeux.

Le chagrin provenant d'un desir non satisfait de retourner dans son pays, et de revoir ses parens, est la cause d'une maladie assez commune parmi les Suisses, et qui quelquefois après un court état de mélancolie, un tremblement des membres et autres symptômes peu dangereux, est suivie d'une fièvre nerveuse ou de la consomption. La persuasion, les punitions et les remèdes ne sont ici d'aucune utilité; mais on ramenera la santé en promettant ou en procurant au malade le retour dans ses foyers.

L'envie est sur-tout ordinaire aux gens d'un esprit étroit ou d'une éducation bornée. Les effets principaux de cette passion honteuse sont d'ôter l'appétit, le sommeil, et d'empoisonner les jouissances les plus douces. Mais elle n'est, en général, nuisible qu'à ceux qui en sont continuellement dévorés. Il en est cependant un grand nombre qui montrent leur envie à presque tous les événemens heureux qui arrivent aux autres, et qui néanmoins parviennent souvent à un âge très-avancé. Les malheurs ou les travers de ceux à qui l'on porte envie, la calomnie, la satyre, le persiflage, sont des ressources qui ne manquent jamais de fournir des consolations aux envieux. Les remèdes ne peuvent guérir une maladie si odieuse, l'éducation morale est son seul antidote. Les envieux donnent ordinairement beaucoup trop d'importance à des bagatelles. Il faut donc

leur apprendre à s'occuper d'objets plus
utiles, à juger des choses d'après leur véritable valeur et à s'accoutumer à un calme
philosophique. Il faut leur apprendre à surmonter, ou du moins à modérer leur amour-
propre, à s'habituer à voir leurs attentes
trompées, et à égaler ou surpasser les autres
par leur mérite plutôt que par leurs préten-
tions.

La crainte et l'anxiété sont l'appréhension
d'un mal. La crainte affaiblit les facultés de
l'esprit et les forces du corps, rallentit la
circulation et la respiration, diminue quelquefois la transpiration. Elle est sujette à
occasionner la diarrhée, et chez quelques
personnes une évacuation de semence invon-
lontaire. Une grande crainte cause dans ceux
qui sont habituellement relâchés, une sueur
abondante et froide, et chez d'autres une
évacuation ou une rétention d'urine. Les
personnes craintives sont plus aisément susceptibles de maladies épidémiques que les
personnes courageuses ; car la crainte non
seulement affaiblit l'énergie du corps, mais
elle provoque en même temps l'absorption par
la peau. En un mot la crainte augmente
le danger des maladies, dérange leur marche,
les aggrave par mille circonstances acci-
dentelles, neutralise l'effet des remèdes et

les efforts de la nature. Les conséquences ordinaires d'une crainte violente et superstitieuse produite par une imagination déréglée sont des éruptions sur la figure , des tremblemens , la paralysie , la perte de la parole, l'épilepsie et même la manie.

La timidité n'est qu'un dégré très-inférieur de la crainte , cependant cette affection morale n'en mérite pas moins quelque attention attendu qu'elle est aussi véritablement débilitante et qu'elle donne journellement lieu à des émotions désavantageuses. L'excessive timidité est très-voisine de la crainte. Quand elle ne vient pas d'un défaut de courage , on peut la corriger par le commerce de personnes gaies et sociables.

La terreur ou la crainte d'un mal qui nous surprend avant que nous soyons en état de le prévenir , est de toutes les passions la plus destructive et la plus difficile à éviter , parce que son action est imprévue et instantanée. Montrer toutes les occasions qui peuvent la produire , est peut-être son seul remède. Les personnes faibles et très-sensibles sont très-ujettes à la terreur , et en sont également très-affectées. Ses effets sont une contraction subite et violente de presque tous les muscles qui servent à exécuter les mouvemens volontaires , des spasmes , des hémorragies subites, la rétention des évacuations salutaires, sur-tout de la transpiration, la disparution de quelque humeur ou éruption cutanée, favorable au maintien ou au rétablissement de la santé, les palpitations de cœur, le tremblement des membres, les convulsions, l'épilepsie, et même quelquefois une mort subite.

Comme la terreur force promptement le sang à se retirer de la surface vers le centre, elle trouble essentiellement la circulation. Il n'est pas rare, quand la colère accompagne la terreur, qu'il survienne de violentes hémorragies, des vomissemens et l'apoplexie. On sait que la terreur peut subitement faire blanchir les cheveux. Une mauvaise éducation fait souvent naître cette susceptibilité, qu'il est difficile de déraciner dans un âge plus avancé. Il faut traiter les personnes soumises à l'influence de cette passion, comme celles qui souffrent de quelque contraction spasmodique. On peut leur donner du thé, un peu de vin ou de la liqueur avec de l'eau, et leur faire sentir du vinaigre, de l'eau de lavande ou de l'esprit de corne de cerf; le bain tiède des pieds et les lavemens d'herbes émollientes peuvent être utiles. Enfin il faut provoquer les différentes évacuations et sur-tout rassurer l'esprit.

La colère vient du sentiment ou de la

crainte d'une injustice , et d'un violent desir
de vengeance. Dans le premier cas , c'est-à-
dire , lorsque le sentiment ou la crainte de
l'injustice est dominant , la colère nous affecte comme la terreur et produit des con-
tractions spasmodiques , la teinte jaune de la
peau , etc. Les conséquences les plus ordinaires de la colère , quand elle est jointe à
l'affliction , sont la pâleur du visage , les
palpitations du cœur , le bégayement et le
tremblement des membres.

Lorsqu'au contraire l'espoir de la vengeance forme le caractère dominant de la colère , de violentes commotions ont lieu dans
tout le système ; la circulation de tous les
fluides et les pulsations du cœur et des artères
augmentent d'une manière sensible. Les muscles se contractent avec énergie , quoiqu'ils
paraissent paralysés. Le visage devient rouge,
les yeux étincelans, et tout le corps éprouve
le besoin du mouvement. Cette espèce de colère est la plus commune.

La colère et la terreur sont donc particulièrement nuisibles aux enfans qui sont doués
d'une sensibilité extrême , qui s'affectent aisément , et qui sont par conséquent très-
exposés à l'influence de ces passions. Outre
qu'ils ne peuvent pas se servir de la raison
pour s'en défendre , ils en sont quelquefois si

affectés, qu'ils peuvent mourir subitement dans les convulsions, ou contracter pour le reste de leur vie une faiblesse d'esprit qui les rend sujets à la terreur, à la moindre occasion.

Lorsque les enfans sont sujets à crier pendant le sommeil, à tressaillir et à faire des mouvemens qui indiquent la crainte et la terreur, il ne faut pas toujours attribuer cela à une douleur actuelle, mais souvent à des songes qui remplissent leurs jeunes esprits d'images terribles, sur-tout lorsqu'ils ont été fortement effrayés pendant la veille. Tous les parens savent combien il y a d'enfans enclins à la colère, et combien il est difficile de déraciner cette disposition. On doit donc éviter avec soin de donner à ces affections le plus léger encouragement. Car il est certain que les hommes et les femmes d'un tempérament irascible menent une vie malheureuse et très-précaire.

C'est pour cela que la tendance à la colère s'apperçoit plus particulièrement chez les hystériques, les hypocondriaques, les gens de lettres faibles et chez les personnes d'un tempérament chaud et sec, qui ont les cheveux noirs et une grande force musculaire.

Un degré modéré de cette passion est souvent avantageux aux phlegmatiques, aux goutteux, aux mélancolique, parce qu'elle relève l'état des forces nerveuses. Mais si elle est trop violente, elle les épuise et peut produire une fièvre ardente, le crachement de sang, des convulsions, la jaunisse et l'apoplexie.

Il n'est donc point de fluide que la colère affecte plus que la bile, qui par sa trop grande affluence dans le duodenum, produit une douleur fixe dans la région du nombril, le vomissement, le mal-aise et le serrement de l'estomac. (54) Le vin ou autres liqueurs échauffantes, bues immédiatement après un accès de colère, et un exercice ou travail violent, sont suivies de conséquences encore plus dangereuses que les émétiques, les laxatifs et la saignée. Les personnes sujettes à cette passion, doivent se servir de boissons délayantes, acidulées et modérément apéritives, et observer à tous égards la tempérance la plus rigoureuse. Elles doivent dormir plus que les autres, et faire usage de bains tièdes, de fruits, de lait, de végétaux, etc.

Entr'autres argumens contre la colère, les jeunes personnes doivent savoir qu'outre les dangers physiques qui l'accompagnent, elle déforme la figure, et, comme toutes les émotions impétueuses, prive de tous les charmes

attachés

attachés aux traits d'une personne habituellement douce. Il faut, quand on se sent disposé à
se mettre en colère , distraire autant qu'il est
possible son attention des objets qui la provoquent , par exemple , en récitant un morceau de poésie qu'on a appris par cœur, ou,
comme faisait Jules-César, en répétant l'al-
phabet romain.

Lorsque la tristesse est jointe à la colère ,
et que celle-ci est intérieurement concentrée , elle est plus destructive , parce qu'elle
ne s'exhale pas en paroles ou en actions extérieures. Elle peut causer le vertige , la disposition au vomissement , une douleur subite dans le côté , une grande anxiété , et
même une mort subite. Elle se rapproche un
peu de cette infirmité que le docteur Wei-
kards, auteur allemand, appelle *mal de cour,*
maladie cruelle qui renferme la colère , l'a-
varice , l'envie et la tristesse. Elle est ordinaire aux courtisans qui sont tourmentés de
l'idée vraie ou fausse qu'on les néglige , ou
qu'on leur fait des injustices , elle les porte
à se venger, en opprimant et en maltraitant
ceux qui dépendent d'eux. Le meilleur remède pour cette maladie de l'esprit est de s'accoutumer à voir avec philosophie les vicissitudes de la vie , ainsi que la nature périssa-
ble de toute félicité humaine , et d'aggrandir

E e

son esprit par l'acquisition de quelque connaissance utile.

Quand la tristesse ou la crainte a tellement accablé le cœur et la raison, que toute espérance d'éviter les maux qu'on appréhende est éteinte, l'esprit tombe dans le désespoir, on ne voit point alors de consolation dans l'avenir, et les idées d'un malheur prochain deviennent si intolérables, qu'on se croit incapable de le supporter, et qu'on cherche un remède dans la mort. Cette espèce de désespoir ressemble beaucoup à la terreur. D'autres personnes se retirent dans la solitude ; là, tristes et silencieuses, elles réfléchissent continuellement sur leur malheur jusqu'à ce qu'enfin elles perdent toute espérance et tout courage. Leur désespoir est alors plus près de la mélancolie que de toute autre passion.

On ne peut douter que ceux qui dans un âge tendre ont commencé à unir des principes solides de vertu à une vie sobre et active, et qui, par des exemples fréquens, se rappellent de la turpitude et des désavantages qui accompagnent les passions violentes dans les autres, ne soient en état de réprimer ces ennemis de la paix du cœur. Cependant il est beaucoup plus difficile de réprimer ces passions lorsqu'elles ont déjà fait quelque progrès. Pour ceux néanmoins qui ne sont point encore parvenus à ce point, les avis suivans peuvent leur être profitables.

1°. Eloigner, sans délai, tout objet qui donne lieu à la passion, ou au moins le priver de son aliment en sorte qu'il puisse mourir de lui-même. Il faut pour cela aller dans quelqu'autre lieu qui présente une scène différente.

2o. Une affection sert souvent à en dompter une contraire ; par exemple, le courage triomphe de la peur, la crainte de la colère, la haine d'un amour trop violent, et ainsi du reste. (55)

3o. Diriger son attention sur d'autres objets, tels que les amusemens publics, la chasse, les voyages, une compagnie agréable, ou d'autres occupations utiles et récréatives.

4o. Rien n'est plus propre à modérer et à calmer l'action des nerfs, à tranquilliser l'esprit et à appaiser les passions, que la musique, pourvu que l'oreille y soit sensible, et que la musique soit adaptée au goût et à la situation de la personne. On ne saurait être trop scrupuleux sur le choix de la musique, parce que souvent elle tend à rappeller ou à augmenter le paroxysme de la passion.

5ª. Donner une attention particulière à l'état de la transpiration. Car nombre d'expériences prouvent que les passions décroissent dans le même degré que la transpiration augmente, sur-tout si elles sont de nature à arrêter la transpiration insensible, comme la mélancolie, la terreur, la crainte et autres semblables. Toutes les évacuations sont, en effet, salutaires, dans ces cas.

6°. Enfin, se garder rigoureusement de l'emploi des remèdes ; le meilleur régime à suivre consiste dans la tempérance, à l'égard du boire et du manger, sur-tout dans l'abstinence d'alimens durs et indigestes, de boisson froide et de l'air froid. Il vaut mieux, pour la santé, se tenir, après une émotion quelconque, modérément chaud et boire du thé ou quelqu'autre breuvage semblable.

Il est quelquefois nécessaire, après un très-violent accès de colère, d'ouvrir une veine afin de prévenir l'inflammation, ou d'opérer une évacuation de la bile au moyen d'un émétique. Cependant cela ne peut être déterminé que par un homme de l'art. On ne doit point, dans ces cas, avaler sa salive. Car des auteurs pensent qu'elle est alors légèrement vénéneuse. (56)

On voit par tout ce qui précède que le traitement des affections morales se compose, non-seulement de plusieurs règles de morale, mais encore d'une série de préceptes relatifs à l'exercice et à la tempérance ; et telle est la liaison qui existe entre le moral et le physique, que l'on ne peut soigner aucun de ces deux systêmes sans les embrasser l'un et l'autre dans l'indication des moyens préservatifs ou curatifs.

CHAPITRE XI.

Des différens organes des sens et de leurs fonctions respectives.—Du mouvement et de l'action musculaire.

De l'action des sens.

Les organes qui nous mettent en relation avec les objets extérieurs s'appellent les sens, pour les distinguer des facultés internes, telles que l'imagination, la mémoire, l'attention et les diverses affections de l'ame. Notre examen doit se borner ici aux sens extérieurs. On les a jusqu'à présent réduits à cinq ; ou, pour mieux dire, ce sont cinq modifications d'un seul sens.

Ce sens uiversel, qui est en quelque sorte la base de tous les autres, est celui du toucher. Abstraction faite de la différence de structure des organes, les autres sens sont subordonnés au toucher, et n'en sont guères qu'une variété ou modification. Ils s'accor-

dent tous en ce que l'exercice peut les améliorer , et la négligence les dépraver ou les
émousser. La nature ne les a pas formés
avec le même degré de perfection dans tous
les individus. La perte d'un sens est en général compensée par la plus grande perfection d'un autre ; il est cependant également
vrai que l'exercice et l'attention sont les
principales sources de ce perfectionnement.

Nos sens , considérés même dans l'état le
plus parfait , sont sujets à nous induire dans
plusieurs erreurs ; mais le sens du toucher
y est moins sujet , et celui de la vue au contraire y est le plus exposé. L'ordre dans lequel nous allons considérer les cinq sens ,
comme distinctifs les uns des autres est celui-
ci : 1°. le toucher , 2°. la vue , 3o. l'ouie ,
4°. l'odorat , 5°. le goût.

Le sens du toucher comprend non-seulement la sensation qu'excite toute impression
particulière , mais aussi le changement que
les objets extérieurs produisent sur la peau,
et sur-tout au bout des doigts. C'est sous ce
dernier rapport plus limité, que je vais considérer le sens du toucher. Pour faire com-
prendre plus clairement la grande importance de ce sens , je vais donner une courte
description des tégumens extérieurs du corps

humain. On ne peut douter que la peau ne soit le *medium* de tous les sens , et, si on peut se servir de cette expression, le guide le plus sûr et le moins exposé aux illusions de l'imagination.

Tout le corps humain est recouvert de tégumens qui consistent en trois couches différentes. La surpeau ou l'épiderme est la plus mince des trois, et est presque transparente. Elle couvre tout le corps extérieurement, se prolonge même dans les cavités du gosier, des intestins, du poumon , etc. Cette couche tégumenteuse protège la sensibilité extrême de la couche subjacente. Elle est dépourvue de sentiment; mais elle possède une grandepropriété, celle de se renouveller lorsque quelqu'accident ou quelque maladie l'a détruite.

Immédiatement sous', celle-là il y a une seconde membrane , nommée *le corps muqueux* , elle est dans beaucoup de parties du corps extrêmement mince ; mais elle devient considérablement plus épaisse dans d'autres, telles que les talons et la paume de mains.

Cette seconde peau mérite une attention particulière, parce qu'elle est le siége de la couleur des différentes nations. On n'a pas encore découvert la cause de cette diversité. Cette membrane est noire chez les nègres , cuivrée chez les Indiens Américains, et généralement blanche chez les Européens. Il est incontestable que la couleur du corps humain est dans cette seconde peau, car la troisieme, chez les nègres, est aussi blanche que celle des Européens ; et l'épiderme, quoique d'une couleur grisâtre, n'est guère plus noir chez les nègres que chez les blancs. Chez ceux-ci même, la membrane réticulaire est souvent d'une couleur jaunâtre, brune ou noirâtre, et dans ce cas, toute la peau extérieure présente la même apparence.

Cette différence de couleur a fait croire à quelques auteurs qu'il existe une variété dans l'origine des différentes nations, comme il y en a une dans leurs facultés mentales. Une erreur si palpable ne pouvait rester long-temps sans réfutation. Il est maintenant presqu'universellement reconnu qu'il n'y a eu primitivement qu'une seule espèce d'hommes, que le climat, l'air, le soleil et le genre de vie ont diversifiée, quant à la couleur et à la conformation. Nous savons que les Américains qui vivent dans les régions calmes et montagneuses de l'ouest, ne sont pas d'une couleur cuivrée aussi forte que ceux qui sont plus exposés aux vents et autres changemens de l'atmosphère, et que les habitans des bords septentrionaux du Sénégal sont d'une petite taille et d'une couleur cendrée , tandis que ceux des bords opposés sont noirs et en même temps grands et robustes. Nous savons de plus qu'après quelques générations les nègres blanchissent et les blancs deviennent noirs, quand les premiers se transportent dans les climats froids du nord , et les seconds, dans les contrées de la zône torride. On s'apperçoit aussi de cette différence dans notre climat, où le peuple , qui fait beaucoup d'exercice en plein air et à l'ardeur du soleil , acquiert une couleur noire , un peu semblable à celle des Portugais.

Le troisième et le dernier des tégumens de notre corps est la vraie peau ou le derme qui couvre immédiatement la graisse et les muscles. Elle est d'une texture compacte et cellulaire , très-épaisse , polie à la surface extérieure, d'une couleur blanche chez toutes les nations, lâche et flexible , à sa surface intérieure , et plus ou moins pourvue de graisse. Non-seulement elle possède un degré considérable d'expansibilité et de contractibilité ; mais elle est encore munie de pores innombrables. Elle est traversée d'un grand nombre d'artères, de veines et de vaisseaux absorbans.

Le grand nombre de nerfs qui pénétrent le derme lui donnent un degré extraordinaire de sensibilité , sur-tout dans les parties où l'on peut appercevoir les extrêmités épanouies ou les papilles. Ce sont de petites protubérances de différentes formes, d'une structure réticulaire et d'une consistance pulpeuse, dans quelques endroits , tels qu'aux lèvres. Elles ressemblent à des flocons , quoiqu'en général elles soient comme de petites verrues. On les apperçoit sur les bouts des doigts et des orteils , et sur la plûpart des parties les plus sensibles du corps , mais particulièrement sur la langue. Elles sont plus visibles aux bouts des doigts des personnes délicates ; on peut les découvrir à l'œil nud, se terminant en lignes spirales. Les ongles sortant de la peau , les protégent et les soutiennent. C'est dans ces extrêmités papillaires que toute impression extérieure s'apperçoit très-distinctement à cause du nombre de nerfs et de la disposition particulière des doigts.

On peut, par la pratique , porter le sens du toucher à un degré étonnant de perfection. Il y a plusieurs exemples d'aveugles qui ont acquis une si grande perfection du toucher, qu'ils pouvaient distinguer avec exactitude la différence des monnaies, des métaux et même des couleurs par le seul toucher. J'ai connu un aveugle qui avait appris à démonter une montre , à la nettoyer et à la remonter, sans autre secours que celui des instrumens employés pour cela , et le sentiment exquis de ses doigts.

Quand quelque objet extérieur presse les papilles nerveuses , les nerfs perçoivent l'impression et en communiquent toutes les modifications au cerveau. Ainsi nous sommes en état de sentir la dureté , l'aspérité , l'humidité , la chaleur , la gravité , la figure , la grandeur des corps. Mais de peur que ce sens ne devint douloureux , la nature l'a pourvu de l'épiderme qui sert à diminuer l'impression faite par les corps tactiles sur la membrane sentante. Les ongles augmentent l'énergie du toucher et en rendent le sentiment plus exquis , parce qu'ils résistent à la pression des substances extérieures.

Le second de nos sens , quoique moins essentiel à la vie animale , est plus nécessaire à notre bien-être et à notre bonheur. Sans la vue nous ne pourrions contempler les merveilles de la nature et notre existence serait privée de ses plus grands charmes. Une description anatomique des yeux nous mènerait trop loin de l'objet de nos recherches , et ne serait pas intelligible , si elle n'était accompagnée d'une analyse et d'une démonstration plus étendues que les bornes de cet ouvrage ne nous le permettent.

Les animaux nous surpassent par le sens de la vue. Les aigles et les faucons en particulier apperçoivent leur proie bien au-delà de la portée de notre vue, aidée même d'un télescope. Cependant ce sens peut être merveilleusement perfectionné chez les hommes. Le célèbre baron de Trenck assure, que durant sa longue captivité, dans la prison de Magdebourg, il avait tellement perfectionné sa vue, qu'il pouvait voir dans la nuit la plus obscure, une souris traverser son noir cachot.

Les opérations de la vue se font de la manière la plus exacte par la structure de l'œil; aucun rayon de lumière ne peut y entrer, que par un angle qui n'excède pas 90 degrés. Tout y est réglé d'après les lois de l'optique, excepté la sensation, qui s'opère sur la rétine, membrane qui a la forme d'un réseau, et est, pour ainsi dire, le miroir qui représente à l'esprit les objets extérieurs. La paralysie de cette membrane cause la cécité absolue.

Mais on demandera peut-être comment il se fait qu'avec deux yeux nous ne voyons qu'un seul objet? On peut aisément répondre à cette question en observant qu'avec deux narines, on ne sent qu'une seule odeur particulière, qu'avec deux oreilles on n'entend

qu'un seul son distinct; qu'un stimulant extérieur agissant sur les nerfs correspondans
des deux moitiés du corps , produit une sensation unique.

Tout le monde peut avoir observé qu'en
passant subitement d'un endroit très-sombre
à une lumière éclatante , on peut à peine
voir un seul objet ; on sent une douleur dans
l'œil , on répand involontairement des larmes ou l'on éternue. Cette privation momen-
tanée de la vue est due à la dilatation de la
pupille de l'œil dans un endroit obscur et à
sa contraction à l'approche de la lumière. La
dilatation et la contraction de la pupille
sont en proportion de l'obscurité ou de l'é-
clat du lieu , si le passage d'un lieu obscur à
un lieu éclairé est instantané , la pupille ne
peut se contracter assez promptement pour
rétablir les rapports de cette ouverture avec
l'intensité de la lumière.

Pour terminer cette description du sens
de la vue , je dois remarquer que les prestiges
de l'imagination ne déployent leur influence
sur aucun autre sens avec plus d'énergie que
sur celui-ci ; d'où il arrive que nous croyons
quelquefois voir très-clairement devant nous
des images dont la représentation n'est qu'un
phantôme du cerveau. L'impression faite sur
la rétine y reste quelque temps , même après

que l'objet s'est évanoui ; ainsi on croit voir un cercle de feu, quand on fait tourner avec rapidité un charbon ardent. C'est parc le même effet , produit sur les nerfs des yeux par la friction et par la vue des couleurs elles-mêmes, qu'on croit voir plusieurs couleurs brillantes , quand on se frotte les yeux fermés, avec les doigts.

Par le sens de l'ouie nous percevons les vibrations de l'air qui produisent le son. Pour cela nos oreilles sont en partie formées de cartilages , et en partie d'os, afin de communiquer ces vibrations au nerf auditif, et de là au cerveau. Ce sens est aussi plus exquis chez quelques animaux que chez l'homme. Le lièvre , par exemple, est averti de l'approche du danger par son ouie extrêmement fine , et la chouette, étant très-sensible aux sons les plus faibles, fait usage de son oreille pour découvrir sa proie.

Les animaux qui ont le sang chaud , ont une oreille extérieure et intérieure ; mais elle est d'une structure différente dans presque toutes les espèces. La plûpart des animaux meuvent leurs oreilles , et c'est un avantage dont l'homme ne jouit pas, non que la nature l'en ait privé , mais bien par une absurde coutume continuée pendant plusieurs siècles. Il est assez évident, par le nombre de muscles dont nos oreilles sont munies , que chacun d'eux est destiné à exécuter différens mouvemens , que l'intention de la nature n'était pas qu'elles fussent appliquées contre la tête (57)

Les personnes qui ont ce sens défectueux , sont obligées de faire usage de cornets et de tourner l'oreille du côté d'où vient le son, ou bien de mettre la main à côté de l'oreille , d'ouvrir leur bouche, ou de se servir de quelqu'autre moyen semblable. Tout cela se fait dans la vue de suppléer aux mouvemens de l'oreille dont nous avons été privés par une habitude contraire aux lois de la nature. Les animaux exécutent ce mouvemens, en dirigeant leurs oreilles vers l'endroit d'où le son vient , de cette manière l'oreille reçoit une plus grande quantité de rayons sonores.

Les dents et les autres os de la tête peuvent conduire les sons aux nerfs auditifs et communiquer à l'oreille interne les vibrations nécessaires. Mais on entend plus aisément et plus distinctement quand les sons viennent par l'organe lui-même. Il y a cependant un moyen de faire entendre distinctement les sourds avec plus de succès que par celui des cornets ordinaires, cela se fait avec une baguette cilindrique, un tube d'ivoire ou quelqu'autre substance dure semblable. Le tube peut avoir de douze à ving -quatre pouces de long et d'un quart à un demi-pouce de diamètre. Le bout du tube qu'on place dans la bouche entre les dents de devant doit avoir une ouverture beaucoup plus petite que l'autre bout. Ce tube est très-utile aux personnes sourdes qui veulent jouir de la musique instrumentale, de celle sur-tout d'un instrument à cordes. J'ai connu une personne entièrement sourde qui au moyen d'un cylindre semblable pouvait entendre distinctement les sons les plus doux et jouir des plaisirs de la musique.

Notre quatrième sens est celui de l'odorat. Il se rapporte presque au sens du goût, probablement à cause de la grande similitude de structure des organes de ces deux sens et de leur connexion. Cette circonstance est avantageuse, sur-tout aux animaux qui par-là sont généralement en état de connaître par instinct tout aliment qui est mal-sain. Les fonctions de l'odorat s'exercent par le nez, mais sur-tout par la membrane muqueuse qui tappisse cet organe. Tout l'intérieur du nez est couvert de cette membrane qui est un prolongement des tégumens généraux du corps; mais elle est plus molle, plus muqueuse et plus poreuse. Elle est pleine de vaisseaux, extrêmement sensible, et couverte de poils vers la partie inférieure des narines.   De

De toutes les parties de la bouche liées avec cet organe, la plus remarquable est la cavité de l'os de la mâchoire, ou le *sinus maxillaire* qui s'étend sur toute la largeur des deux os de la mâchoire supérieure, et s'ouvre dans les narines. Ces cavités ne sont pas encore formées dans les enfans nouveaux-nés, et c'est là la cause de l'imperfection de leur odorat. Pour humecter les membranes, que l'air que nous aspirons par les narines desséherait trop, il descend de chaque cavité des yeux un canal osseux, qui verse continuellement dans le nez les larmes qui ont arrosé l'œil.

Quand on fait un effort pour odorer, on attire l'air rempli des particules volatiles odorantes, lesquelles viennent se mettre en contact avec les extrémités des nerfs olfactifs. Ceux-ci ont la propriété de recevoir l'impression des odeurs et de la communiquer au cerveau.

Les corps qui affectent l'odorat sont plus ténus et plus subtils que ceux que distingue le goût. Dans plusieurs animaux, le sens de l'odorat est plus exquis que dans l'homme; mais l'exercice peut perfectionner ce sens, comme la négligence peut l'émousser. L'Indien américain, et certains animaux, peuvent, par l'odorat seul, découvrir les pas de l'homme ; tandis que des personnes qui vivent dans une atmosphère fétide , peuvent à peine appercevoir la différence des substances les plus odorantes et de celles qui affectent désagréablement le nez.

Les chiens surpassent tous les animaux par l'acuité de ce sens. Il y a plusieurs exemples extraordinaires de leur faculté particulière et étonnante de sentir. Je vais en citer un aussi authentique que surprenant et qui terminera ce sujet. En 1582 *Léonard Zellikoffer* sortit de son château d'Attinklingen , en Suisse pour aller à Paris, qui en est éloigné d'environ 500 milles anglais. Quinze jours après son départ, son chien qui avait été renfermé jusque-là, partit aussi seul pour Paris. Il y arriva au bout de huit jours et découvrit son maître au milieu d'une foule, après l'avoir vainement cherché à son auberge.

Nous voici parvenus au cinquième et dernier de nos sens , celui du goût. J'ai tâché, au commencement de cet ouvrage , de faire voir sa propriété et l'absolue nécessité d'avoir attention aux effets produits sur ce sens par les alimens et les boissons, si l'on ne veut pas fatiguer l'estomac par des alimens inconvenans.

Le principal organe du goût est la langue, qui dans les animaux n'est point aussi sensible que chez l'homme. Les premiers , à la vérité, distinguent soigneusement les plantes dont ils doivent se nourrir , d'avec celles qui leur sont nuisibles ; mais c'est plutôt par l'acuité de leur odorat que par celle de leur goût. Il n'entre pas dans mon plan de décrire la figure et la forme de la langue ; mais j'observerai en peu de mots que cet organe est pourvu de nerfs innombrables qui se terminent en papilles de différentes grosseurs et de différentes figures. Les unes sont pointues, d'autres oblongues et d'autres spongieuses.

Ces papilles nerveuses sont le siége particulier du sens du goût, mais pour goûter une chose quelconque , il faut que la langue soit humectée , ou que la substance appliquée à la langue contienne de l'humidité. Toute substance savonneuse contient une quantité plus ou moins grande de particules salines et huileuses que la langue doit dissoudre.

Les corps qui ne contiennent aucune particule saline , comme l'eau pure, n'excitent aucune espèce de goût. On ne peut pas expliquer la différence de goût par la variété de figures dans les cristaux des différens sels ; elle paraît venir des propriétés chimiques inhérentes aux corps sapides. On peut établir comme règle générale , que toute substance

F f 2

qui fournit un goût agréable à une personne en santé , et dont le palais n'est pas dépravé, est saine, et qu'au contraire les substances d'un goût âcre, désagréable , métallique , sont ordinairement dangereuses.

Les différens degrés de goût dépendent de la sensibilité plus ou moins grande des papilles nerveuses et de la grande quantité de la salive, dans un état du corps plus ou moins sain. Si l'action des nerfs est émoussée par l'usage du tabac , par des alimens beaucoup trop assaisonnés , par des liqueurs fortes, par l'âge ou par d'autres causes, on ne peut raisonnablement se flatter de posséder le même degré de sensibilité de goût que si on avait été plus attentif à ménager la délicatesse de cet organe.

Les sens sont donc les organes au moyen desquels l'ame perçoit les objets extérieurs. Quoique chez certains animaux, quelqu'un de ces cinq sens soit plus exercé que chez l'homme , cependant il se sert des siens d'une manière plus générale et plus illimitée et leur exercice chez lui est beaucoup plus exquis.

Du mouvement.

Tous les mouvemens sensibles des parties qui entrent dans l'organisation animale ,

s'exécutent par la contraction des muscles.

Un muscle est un amas de fibres charnues liées entre elles par une membrane cellulaire lâche et généralement grasse. Le corps humain est pourvu d'un nombre considérable de muscles ; cependant il y a des animaux qui en ont une quantité encore plus grande. La chenille a environ 3500 muscles , tandis que le corps humain en compte à peine 200. Les muscles de la plûpart des animaux sont , en général, proportionnellement plus puissans que ceux de l'homme. Quelle force musculaire n'est pas obligée d'employer la sauterelle , par exemple , pour sauter un espace de terrein plusieurs centaines de fois plus étendu que son corps.

Tous les muscles se contractent dans la direction de leurs fibres ; la partie du milieu où le ventre du muscle s'enfle , se raccourcit, et les deux extrêmités, s'approchent l'une de l'autre. Ces deux extrêmités dans les membres des animaux , sont attachées aux os par des tendons. Une des deux seulement est mobile, tandis que l'autre reste fixe. C'est pour cela que dans la contraction des muscles , l'os inobile est attiré, suivant la direction des fibres musculaires , vers l'os immobile.

L'énergie de la force musculaire est remarquable dans toutes les personnes en santé ; mais particulièrement chez les hommes très-forts, et souvent aussi chez les maniaques. Et cependant les muscles du corps humain sont disposés de manière à employer beaucoup de forces pour obtenir les plus petits effets.

Si l'on pouvait calculer toutes les pertes de force que les muscles éprouvent, soit par leur fréquente insertion à angles très-aigus, soit par leur dispostiion en forme de cordes, soit en tirant un fardeau opposé à leur point fixe, soit en passant sur certaines articulations qui rompent la force appliquée à une articulation particulière, soit enfin parce que leurs fibres charnues s'insèrent obliquement aux tendons ; si, dis-je, on pouvait réduire à un calcul exact tous ces obstacles, on serait étonné de la force de contraction exercée par les muscles, parce qu'on verrait qu'elle surpasse tous les calculs de puissance établis sur les principes de la mécanique. Cependant un petit nombre de ces muscles dont la substance n'est que de quelques livres, suffit pour lever ou au moins pour remuer plusieurs centaines de livres, et cela avec une facilité et une promptitude inconcevables.

Pour compenser cette perte de force, la

nature a pourvu les extrêmités supérieures des muscles qui lient les articulations, et principalement celles des genoux, decertains sacs qui contiennent un mucus lubréfiant qui facilite le glissement des tendons sur la tête des os.

CHAPITRE XII.

Remarques et règles pratiques relatives au traitement et à la conservation des yeux. — De la vue courte et de la vue longue. — De la conduite à observer dans la vue faible. — Autres règles pour ceux qui sont obligés de se servir de lunettes.

Il n'est point de sens qui contribue plus à nos jouissances physiques que celui de la vision. Le soin des yeux mérite donc l'attention de tous ceux qui veulent les conserver dans un état sain , et retarder l'affaiblissement que l'âge apporte inévitablement dans ces organes. Notre genre de vie accélère beaucoup cette infirmité et rend les yeux faibles de très-bonne heure. C'est ce qui arrive particulièrement aux classes de la société , qui sont livrées à des occupations sédentaires , qui sont exposées à la poussière, ou qui travaillent à la chandelle, etc.

Les remarques , les règles et les observa-

tions de ce chapitre se **rapporteront** princi-
pa'ement au soin des yeux sains et faibles ,
et par occasion à leur traitement dans l'état
de maladie.

Il faut à cet égard beaucoup plus d'attention que les personnes inexpérimentées ne
l'imaginent en général. Ce n'est que depuis
quelques années qu'on s'est occupé de donner et d'établir des règles pratiques et bien
fondées pour les yeux et leur traitement. Des
médecins et des oculistes modernes ont utilement consacré leur temps et leur travail à
la recherche des maladies de cet organe. Je
vais présenter au lecteur le fruit de ces recherches et celui de ma propre expérience.

De la vue courte et de la vue longue.

L'homme jouit probablement de la vue plus
tard que les animaux , et pourrait la conserver encore plus long-temps, s'il était mieux
informé de ce qu'il faut faire pour sa conservation. Ceux qui ont naturellement la vue
courte, peuvent espérer qu'elle s'améliorera
avec l'âge. Car leurs yeux commencent alors
à perdre graduellement cette rondeur extraordinaire qui produit ce défaut. (58) On ne
peut cependant pas regarder comme plus
heureux ceux qui ne voyent distinctement
les objets qu'à une grande distance ; car ils

ont besoin de lunettes, sur-tout pour mieux distinguer les plus petits objets.

Les chambres des nourrices où l'on tient les enfans, étant ordinairement les plus petites, si-non les plus basses de la maison, ne donnent à l'enfant l'occasion d'exercer ses yeux que sur des objets très-rapprochés, et souvent, il acquiert ainsi une vue plus courte qu'elle ne l'eût été naturellement. Pour prévenir ce défaut il est nécessaire de porter souvent l'enfant à la fenêtre, afin qu'il dirige ses yeux sur des objets éloignés. La plûpart de ceux qui voyent de très-loin dans leur enfance, altèrent leur vue en lisant et en écrivant à la chandelle ; et cela est très-fréquent, sur-tout chez les femmes occupées à la couture.

Une des mauvaises conséquences de la vue courte, c'est qu'on ne s'habitue à faire usage que d'un seul œil. L'effort pour diriger les deux pupilles sur l'objet qui est devant elles, étant beaucoup trop incommode, les fait regarder de côté. Il serait moins préjudiciable de se servir alternativement de ses deux yeux; mais il y a également ici le danger de contracter une mauvaise habitude ; car l'œil qui n'est pas exercé devient paresseux et inutile. Mais l'usage d'une seule lunette est encore plus propre à produire le strabisme.

Les règles suivantes peuvent être utiles pour prévenir ces mauvaises habitudes : il faut, quand on soupçonne des enfans d'avoir la vue courte , diriger leurs yeux sur un objet placé près d'eux , et s'ils paraissent ne faire usage que d'un seul œil , le fermer de temps en temps , afin qu'ils soient forcés d'exercer l'autre. Quand ils savent lire il faut leur apprendre à tenir le livre droit devant leurs yeux , ils s'exerceront ainsi à découvrir les lettres imprimées à la plus grande distance. Par-là l'enfant perfectionnera certainement sa vue avec le temps. Plusieurs personnes ont par ce moyen, dans leur jeune âge, perdu leur vue courte ; mais il n'y a point d'exemple de ce perfectionnement parmi ceux qui, par mode ou par nécessité se sont habitués à ne se servir que d'un œil.

La poitrine et l'abdomen des personnes à vue courte souffrent beaucoup de la compression pendant leurs travaux sédentaires; elles deviennent souvent sujettes à l'hypocondrie , et ce qui pis est, quelquefois à la pulmonie. Quoique la posture de bout convienne aux occupations qui n'exigent pas de grands efforts d'esprit; cependant dans le cas contraire elle consume plus de force qu'on ne le croit en général; et dans les réflexions profondes, l'esprit ne doit point être fatigué par le corps. Des lunette concaves bien choisies peuvent alors être d'un grand avantage, parce que le corps peut être placé, en lisant ou en écrivant, dans la posture la plus commode, et parce que ces lunettes permettent de tenir l'objet un peu plus loin des yeux.

Après une sérieuse maladie, un des deux yeux devient toujours myope, tandis que l'autre est à peine ou presque point affecté. Il s'en suit qu'on ne se sert que de l'œil sain et que l'œil faible reste dans cet état par défaut d'exercice. En pareil cas on doit se servir, en lisant ou en écrivant, de verres dont l'un soit approprié à l'œil faible (suivant les règles ci-après établies) et l'autre plane et clair, afin de donner aux deux yeux un égal degré de lumière. Si par cette précaution l'œil faible acquiert sensiblement de la force, on peut employer un verre moins concave, au lieu du premier, et avec le temps en substituer un semblable à celui qui sert à l'autre œil. On sera à la fin en état de se passer des deux.

Les yeux qui sont atteints de presbitie ou de vue longue, n'ont pas besoin de lunettes, à moins que ce défaut soit excessif ; alors il ne faut pas hésiter à faire usage de verres convexes. C'est un préjugé vulgaire, que l'usage de ces lunettes rende la vue encore plus longue ; il la perfectionne au contraire, et après le laps de plusieurs années on peut s'en dispenser.

C'est une consolation que de savoir qu'une faiblesse de vue, long-temps continuée, est rarement l'avant-coureur d'un aveuglement total. Ce fatal événement arrive, en général, d'une manière subite. Les adultes sont très-peu sujets aux maladies extérieures des yeux, ou à celles qui privent la cornée de sa transparence.

Règles générales par la conservation des yeux.

Dans toutes les occupations quelconques, il faut, autant qu'il est possible, avoir soin que les yeux aient une lumière uniforme et suffisante qui affecte la rétine sur tous les côtés à-la-fois. Les yeux souffrent quand les rayons du soleil sont fortement réfléchis d'un mur ou d'une fenêtre opposée.

Plusieurs maladies des yeux auxquelles les enfans sont sujets, se terminent souvent par un aveuglement total, qui n'aurait point eu lieu, si les parens n'avaient pas négligé de garnir le berceau ou la fenêtre de rideaux convenables. Cette raison doit rendre extrêmement attentif dans le choix d'un appartement destiné aux travaux du jour. On ne doit pas se placer directement en face de la lumière , lorsqu'on lit et lorsqu'on écrit, il vaut mieux prendre une direction latérale.

Le changement de lumière que causent les progrès du soleil dans le même appartement est un grand obstacle à cet arrangement. On trouve au milieu du jour, dans une chambre où le soleil darde le matin, une lumière plus uniforme ; mais l'après-midi sa reverbération , sur-tout dans les villes , est très-nuisible. On doit remédier , s'il est possible, à cet inconvénient , en changeant souvent de chambre , ou du moins obtenir plus d'uniformité dans la lumière au moyen des rideaux de fenêtre. Ceux de toile verte ou d'un blanc-brun sont les meilleurs.

L'obscurité ou l'ombre n'est bienfaisante aux yeux que quand ils sont inoccupés , et que lorsque l'obscurité est naturelle et s'étend par conséquent par-tout. Il est très-bon pour des yeux faibles de se reposer pendant le crépuscule ; aucune obscurité artificielle pendant le jour n'est assez uniforme ; l'œil est obligé de s'exercer plus dans un temps que dans un autre , et souffre nécessairement de ce changement. Les personnes qui ont les yeux faibles ou malades nuisent , à leur vue en se tenant tout le jour dans un appartement obscurci par des rideaux verds. Il vaut mieux dans ces cas faire jouir les yeux de la lumière claire du jour , et les diriger sur des perspectives éloignées, que de les confiner dans l'atmosphère bornée d'une chambre et à la vue d'objets trop rapprochés.

Enfin , c'est une erreur de croire que des yeux faibles doivent avoir une faible lumière quand ils sont occupés à une petite vision. Cette pratique les affaiblit certainement encore davantage. Les lunettes vertes sont nuisibles à quelques yeux , parce qu'elles les privent de la lumière qui est nécessaire à la perception distincte des objets.

De la conduite à observer à l'égard des yeux faibles.

La lumière artificielle des chandelles et des lampes est préjudiciable aux yeux faibles , non pas , eomme quelques-uns l'imaginent, parce qu'elle est trop forte , mais parce que la flamme d'une chandelle éclaire trop vivement l'œil sur un seul point , et ne stimule pas uniformément la rétine.

Les moyens qu'on employe pour empêcher le stimulant trop vif des rayons lumineux, sont de couvrir non - seulement la flamme , mais de concentrer aussi la plus grande partie de la lumière avec des écrans. La chambre se trouve ainsi obscurcie, et il n'y a d'éclairé qu'un petit espace au-dessus et au-dessous de l'appareil ; ce qui est très-mal imaginé. Les lampes d'étude munies de larges écrans ronds paraissent inventées pour altérer les meilleurs yeux par leur usage continuel. Le parchemin verd qui recouvrait autrefois les écrans, était également nuisible; car quoiqu'ils donnent un libre accès à la lumière sur deux côtés , ils produisent cependant une trop grande ombre devant les yeux. La meilleure et la plus utile défense des yeux faibles contre la lumière des chandelles, est un écran plat , s'avançant de deux ou trois pouces sur le front , ou même un chapeau rond d'un bord assez large.

Ceux qui ont les yeux faibles, doivent faire usage de deux chandelles placées de manière que leur flamme ne soit ni trop haute ni trop basse pour les yeux. Une lumière trop basse est extrêmement stimulante et fatigante. Les chandelles ont cet avantage sur les lampes qu'elles nuisent moins aux poumons, parce qu'elles n'émettent pas , en général , autant de fumée. Mais d'un autre côté toutes les chandelles ont les inconvéniens suivans : 1°. qu'en brûlant jusqu'au bout, les yeux fatigués sont progressivement plus tendus , lorsqu'elles tirent à leur fin. 2°. Que la lumière inégale qu'elles donnent est accompagnée de l'incommodité de les moucher. 3°. Qu'à la moindre commotion d'air , ou si elles sont faites de mauvaise matière , elles offensent les yeux par leur lumière vacillante. Une lampe-de-chambre, claire , brûlant avec le moins d'ardeur et de fumée possible , est donc préférable et moins fatigante pour les yeux, que les bougies même. Les lampes dernièrement inventées par M. Dargent en Suisse , sont celles qui répondent le mieux à cet objet.

Il ne faut pas le matin, immédiatement après le lever, exercer trop ses yeux. Il est bon d'éloigner la chandelle à quelque distance et à l'ombre , dans les longues matinées d'hiver, jusqu'à ce que les yeux s'y soient accoutumés par degrés ; par la même raison , il ne faut pas ouvrir subitement les volets , lorsque la lumière du jour est brillante ; ce passage subit de l'obscurité à la lumière éclatante , cause une douleur sensible, même aux yeux les plus forts.

Les yeux fatiguent moins en écrivant qu'en lisant , parce que les lettres qu'on forme sur le papier , sont déjà imprimées dans l'esprit , et par conséquent exigent moins d'effort de la vue que les séries de lettres et de mots qu'on lit. Il est par conséquent beaucoup plus aisé pour les yeux de lire sa propre écriture que celle d'un autre , quelque distincte qu'elle soit. D'ailleurs les lettres et les lignes , en écrivant, sont plus faciles à distinguer ting uer par la partie inférieure, du papier blanc, que celles d'un livre imprimé ou d'un manuscrit. Dans l'un et dans l'autre elles paraissent se tenir ensemble, et il faut de plus grands efforts de l'œil pour les séparer. Mais c'est tout autre chose quand on veut écrire d'une manière très distincte, ou quand on se sert de papier blanc lustré, et sur - tout quand on copie avec grand soin l'écriture d'un autre. Dans tous ces cas la vue est plus affectée qu'en lisant, parce qu'alors les yeux changent trop souvent de direction en allant d'un papier à l'autre dont les caractères sont différens.

L'élégance extravagante des caractères de la plûpart de nos livres modernes, la blancheur éclatante et le poli du papier vélin et les larges marges qui contrastent si fortement avec l'encre de l'imprimerie, sont très-peu propres à conserver les yeux, sur-tout si les lignes sont trop près les unes des autres, les colonnes trop longues, comme dans nos papiers - nouvelles.

J'ai lu dans le *Genlteman's Magazine* du mois d'avril 1794 un projet pour imprimer sur du papier bleu-noir avec des lettres blanches, ou sur du papier verd avec des lettres jaunes. Ce projet mérite certainement d'être tenté, quelque grande difficulté qu'on puisse

G g

trouver dans son exécution. On conserve-
rait aussi beaucoup les yeux en faisant usage
d'un papier à écrire qui fut légérement co-
loré en bleu.

Tout exercice des yeux immédiatement
après un repas est très-nuisible. On ne doit
pas pendant l'aurore, le crépuscule et au
clair de la lune lire ou écrire, ni diriger trop
attentivement sa vue sur des objets fins.

Les rayons réfractés donnent une lumière
désagréale, et les rayons obliques exigent
des efforts douloureux. L'appartement le
plus convenable, sous ce rapport, est celui
qui forme un quarré régulier avec de grandes fenêtres à l'est, et dans lequel la lumière
est uniformément divisée, ou qui est éclairé
par des jalousies. Les fenêtres des mansardes
donnent une mauvaise lumière, qui est comme introduite par une espèce de tuyau, et
qui n'éclaire qu'une partie de la chambre,
tandis que le reste est obscur.

Une salle de compagnie dont les murs sont
d'un verd pâle, sans peinture, est très-propre à la conservation des yeux, sur-tout si
elle a deux ou trois fenêtres uniformément
hautes qui donnent une lumière égale, mais
non trop forte, des rideaux verds fermés
et mobiles, un tapis verd sur le plancher,
et enfin des contre-vents qui puissent quel-

quefois laisser la partie supérieure de la fenêtre ouverte, afin de donner un passage suffisant à la lumière. S'asseoir le dos devant la fenêtre forme une ombre qui fait un contraste désagréable avec la lumière environnante. Un bureau doit être placé de manière que la fenêtre soit à gauche, et que la main droite ne jette pas d'ombre sur le papier ; il ne doit pas être trop près d'un angle de la chambre, parce qu'on a généralement alors une lumière peu favorable. La meilleure situation pour un bureau est entre deux fenêtres, quand l'espace est assez large ; mais il ne faut pas s'asseoir trop près du mur, parce que cette coutume est encore préjudiciable aux yeux.

Un bureau devrait être obliquement placé parce que dans cette position, il présente aux yeux les papiers dans la même situation qu'on est accoutumé à placer un livre qu'on tient en main, et d'où les rayons de lumière divergent plus graduellement que d'une table horizontale. La poitrine, l'abdomen et les yeux fatiguent moins quand on se sert d'un bureau de cette forme.

Il faut, la nuit, placer la chandelle de manière qu'on puisse recevoir la lumière dans la même direction qu'on recevoit celle du jour. Un œil faible ne pourrait long-temps supporter la clarté provenant en ligne droite. Lorsque la chandelle est élevée derrière nous, de façon à nous prêter sa lumière par-dessus nos épaules, nous devons éprouver le même inconvénient qui accompagne cette position à l'égard de la lumière du jour. Il est donc nécessaire de placer la chandelle de côté et de tenir son livre ou papier dans une direction latérale.

On ne doit pas s'exposer directement devant les objets éclairés par la flamme d'une chandelle ou par celle du feu. Il ne faut point aussi se promener dans une chambre éclairée par une seule chandelle, parce que tantôt on a la lumière toute entière dans les yeux, et que tantôt ils sont presque dans l'obcurité. Il vaut mieux placer la chandelle au milieu de la chambre, afin de l'éclairer plus uniformément, ou bien la suspendre plus haut que l'ombre du corps.

Lorsqu'on est obligé d'avoir de la lumière pendant la nuit, il faut la placer dans une chambre voisine, ou du moins dans la cheminée, afin qu'elle soit entièrement hors de la vue. Si aucune de ces deux méthodes n'est commode, il faut la placer derrière ou à côté du lit, plutôt que dans une direction opposée. Car, si l'on n'y fait attention, la lumière peut produire des effets très-nuisibles pendant le sommeil. Il faut de même avoir soin que les rayons du soleil ou de la lune ne frappent pas les yeux d'une personne qui dort, soit directement, soit par leur réflexion sur le mur opposé. Comme il y en a qui dorment les yeux ouverts, il est bon de les mettre à l'abri de ces accidens, en employant quelque moyen pour les couvrir.

Ceux qui ont la vue faible doivent soigneusement éviter les grands feux, choisir les lieux peu éclairés, loin de tout objet éblouissant. On ne doit jamais suspendre, pendant un temps considérable, l'exercice de ses yeux. Trop de repos leur est nuisible ; et il est extrêmement dangereux de rester le soir des heures entières sans chandelle. Il est cependant bon de les laisser reposer une demi-heure pendant le crépuscule. On devrait en conséquence adopter la règle générale et salutaire de nous lever avec l'aurore; ce qui nous accoutumerait, par degrés, à la lumière artificielle du soir. Par la même raison, on ne doit point fréquenter les lieux artificiellement éclairés pendant le jour, tels que les théâtres, etc.

Si l'on est obligé de laisser reposer les yeux, il ne faut pas se frotter trop long-temps les paupières. Car cette friction stimule puissamment les nerfs et offense les yeux. Pour se mettre à l'abri des injures extérieures , il est très-utile de porter un voile à une distance qui laisse aux yeux leur libre mouvement, et qui ne les tienne pas trop chauds. Les voiles verds, portés par les dames sont, à cet égard, très- propres à empêcher la poussière d'entrer dans les yeux, et à les protèger contre les vents froids et les rayons brûlans du soleil.

Les verres dont se servent les voyageurs, et ceux qui travaillent à des substances qui donnent beaucoup de poussière , sont pour les raisons suivantes plus nuisibles qu'utiles. 1o. Le verre est trop proéminent et diminue l'horizon , ceux qui les portent ne peuvent voir qu'en droite ligne , et ne peuvent voyager en sûreté sur un terrein inégal. 2o. Le verre se couvrant aisément de vapeurs , provenant, soit de la transpiration cutanée , soit de l'humidité atmosphérique , empêche la vision distincte. On pourrait perfectioner ces verres en faisant le bord un peu plus étroit , et en substituant une gaze fine de soie , ou plutôt une légère plaque d'ivoire peinte en vert , avec une petite incision horizontale au lieu de verre.

Tous les verres qu'on employe pour aider la vision exigent quelque effort de l'œil , et à moins qu'on ne puisse s'en dispenser, on

ne doit jamais s'en servir de trop bonne heure.
Pour prouver cette assertion il me suffira de
remarquer qu'en regardant à travers des
carreaux du verre le plus fin, ont sent les
yeux beaucoup plus fatigués que si la fenêtre
était ouverte. C'est ce qui a particulièrement lieu en regardant à travers les glaces
d'une voiture ; la fatigue qu'éprouvent les
yeux est encore augmentée par le mouvement de la voiture.

De tous les remèdes pour la conservation
des yeux faibles (car il faut pour les yeux
malades le secours de l'art) le bain à l'eau
froide et pure est le plus raffraîchissant et
le plus fortifiant. Mais il ne faut pas l'employer plus de trois ou quatre fois par jour ;
autrement il tendrait à donner aux yeux un
stimulant inutile. On ne doit pas non plus
le leur faire prendre le matin, aussitôt après
le lever, mais seulement quand l'humidité
qui se dépose dans les yeux, même les plus
sains, pendant le sommeil, est presqu'éva-
porée. Ce bain froid partiel peut se répéter
après dîner et après souper, temps où les
yeux en ont beaucoup plus besoin que le
matin. Il faut non-seulement baigner ou laver
les yeux mais encore le front, le derrière
des oreilles, quelquefois toute la tête, et
sur-tout la lèvre supérieure qui est étroite-

ment liée avec le nerf optique. On ne doit pas le matin exposer précipitamment les yeux à l'eau, mais par degrés. Il faut les laver très-promptement. Il faut les mouiller ou les essuyer avec précaution, et immédiatement après les avoir lavés, les garantir des rayons lumineux et de toute espèce d'effort.

Une éponge saturée d'eau est préférable dans les bains partiels, à la main ou à un morceau de toile. Il faut souvent tremper l'éponge dans l'eau froide et l'appliquer quelques momens sur les yeux en tenant la tête renversée, et pendant l'opération remuer doucement, et ouvrir les yeux avec précaution. Le bain des yeux dans de petits verres, est moins avantageux, parce que l'eau devient bientôt tiède, et quelle est peut-être trop froide quand on la renouvelle subitement.

Le bain froid, avec certaines restrictions, est utile, parce qu'il fortifie le corps et par conséquent les yeux ; mais il suffit souvent de se laver toute la tête.

Préceptes diététiques relativement aux yeux en général.

Avant toutes choses, il faut observer l'ancienne règle, examiner ce qui nous convient le mieux, et conserver la modération et la régularité dans notre manière de vivre.

Le tabac à fumer et le tabac en poudre sont nuisibles, parce qu'ils stimulent beaucoup trop les yeux. C'est une erreur vulgaire, qu'on ne puisse se défaire de ces deux mauvaises habitudes sans altérer sa santé. On peut les abandonner tout-à-la-fois en toute sûreté, quoiqu'on les prescrive quelquefois comme remèdes. Le tabac n'est connu en Europe que depuis le commencement du 17e. siècle, et on ne s'en est long-temps servi que comme un objet de luxe ; on fait aujourd'hui un abus de cette plante, et ceux qui s'y sont une fois accoutumés, ne peuvent l'abandonner sans des grands efforts. Elle ne leur sert nullement de remède, parce que les nerfs olfactifs deviennent, à la fin, insensibles à son stimulus. Comme remède le tabac sert à évacuer les humeurs surabondantes de la tête ; mais elle affaiblit imperceptiblement les fonctions du cerveau et la mémoire.

Après les repas et après les bains dont on vient de parler plus haut, il est très bon pour les yeux de rester en plein air, de diriger ses regards sur une plaine verdoyante, ou de les distraire par quelqu'occupation amusante. Quelques personnes ont observé que leurs yeux ne sont pas si bons après qu'elles ont mangé des soupes ou des bouillons qu'après avoir pris des alimens solides. Elles assurent de plus que leur vue est plus net après un repas entièrement composé de végétaux , qu'après une quantité modérée de viande. Ces observations ne sont nullement à négliger , et si l'expérience les confirmait pleinement, elles pourraient jetter quelque lumière sur le traitement diététique des yeux, branche de la médecine qu'on a jusqu'ici trop négligée.

On recommande aussi aux personnes qui ont la vue faible d'exposer les yeux après dîner à la vapeur de café bouilli ; mais rien n'est plus salutaire pour cela que de se coucher de bonne heure ; car ce sont les longues veilles qui altèrent la vue. Mais c'est encore une chose préjudiciable que de dormir trop long-temps.

Un air pur et sérein est essentiel à la conservation des yeux. Les exhalaisons fétides les affectent quelquefois tout-à-coup. C'est pour cela qu'on doit éviter l'air putride des marais , des étangs et autres endroits pleins de vapeurs nuisibles. Il est peut-être inutile d'indiquer toutes les espèces de vapeurs méphitiques qu'on doit éviter comme nuisibles à la vue. Cependant il est bon de remarquer que les exhalaisons des écuries sont nuisibles, tandis que celles des étables et autres endroits où l'on tient le bétail le sont beaucoup moins. Enfin les tribunes des églises, les hautes loges et les galeries des salles des spectacles sont les endroits les plus nuisibles ; car les exhalaisons d'un grand nombre de personnes qui sont au-dessous s'elevant à ces hauteurs sont extrêmement préjudiciables à la vue.

D'un autre côté, la fréquente jouissance d'un air pur et frais, une situation élevée, et même l'exposition à un vent modéré sont des moyens de perfectionnement, l'exercice le plus vigoureux du corps peut jusqu'à un certain point être utile. L'application de l'électricité, qui est très-utile a beaucoup d'yeux faibles, en conduisant son fluide à travers une pointe de bois, ressemble un peu à l'action de marcher contre le vent, parce que probablement elle opère davantage par les douces vibrations de l'air que par la communication du fluide électrique lui-même.

Il est nuisible aux yeux sains et encore plus aux yeux faibles de lire en plein air à moins que la vive lumière du jour ne soit modifiée par le feuillage d'un arbre touffu, encore même la vive lumière que tombe sur le livre, par intervalles, est-elle très fatigante.

L'intérêt plus ou ou moins grand qu'on ap-

porte dans ses occupations , est très-nuisible aux organes de la vue , sur-tout s'ils sont
faibles ; plus un livre, ou tout autre amusement , est attrayant , plus nous sommes
portés à le continuer. De-là l'importante
régle de réserver les travaux les plus intéressans pour les yeux à demi fatigués , et de
fixer ce pendant toujours sa tâche avec une
prudente sévérité.

L'état de la température a une grande influence sur la conservation de la vision. Les
personnes qui ont la vue faible ne doivent
donc point s'alarmer, si dans une tempête ,
pendant un orage ou par un temps pluvieux
ou brumeux , leur vue est moins bonne ou
même beaucoup altérée. Ces personnes sont
indisposées aussi , en se tenant trop long-
temps sur un terrein froid ou humide , par
un habillement trop léger, et sur - tout avec
des bas et des souliers trop minces.

L'exercice du cheval , la promenade à
pied et la promenade en voiture sont utiles
aux yeux faibles. Le principal avantage dans
tous ces exercices est peut-être de ce que les
yeux sont occupés d'une infinité d'objets divers dont aucun ne fixe trop long-temps l'attention.

Enfin ceux qui ont des yeux noirs, ont donc
en général une meilleure vue que ceux dont

les yeux sont d'une couleur blonde. Montal-
dus parle d'une personne dont les yeux et les
sourcils étaient complettement blancs et qui
ne voyait que très-peu pendant le jour, mais
beaucoup mieux le soir et dans la nuit. Cet
homme fut fait prisonnier par les Maures,
qui teignirent ses yeux en noir, ce qui amé-
liora beaucoup sa vue. Mais dès que la couleur se fût passée, sa vision devint plus
faible.

Le docteur Russel dit, dans son histoire
d'Alep, que les femmes turques ont coutume de se teindre en noir le dessous des yeux
non pas tant pour parure que pour fortifier
leur vue. On a de plus observé que quand
on perd les sourcils, comme cela arrive souvent dans la petite vérole, le sens de la vision se trouve par-là considérablement altéré.
Par la même raison, les cheveux rabattus sur
le front, lorsqu'ils sont d'une couleur noire,
aident la vue tout autant qu'aucun autre
moyen.

*Autres règles pour ceux qui sont obligés de
faire usage de lunettes.*

Les cas où l'on peut faire usage de lunettes sont à-peu-près les suivans : 1°. Quand
on est obligé de tenir de petits objets à une
distance considérable avant de pouvoir les

distinguer. 2°. Quand pour discerner les objets, il faut plus de lumière que de coutume,
par exemple, quand on est obligé de mettre
une chandelle entre l'œil et l'objet, pratique
ordinairement funeste à la vision. 3o. Quand
un objet près des yeux et examiné attentivement, devient obscur et commence à paraître couvert, pour ainsi dire, d'une sorte de
brouillard. 4°. Quand en lisant ou en écrivant les lettres semblent se confondre les
unes avec les autres, et qu'on les voit doubles ou triples. 5o. Quand les yeux se fatiguent aisément et sont obligées de se fermer
de temps en temps, ou de se diriger sur de
nouveaux objets pour se soulager.

Dans le choix des lunettes, il ne faut pas
tant faire attention à leur pouvoir de grossir
les objets qu'à leur rapport exact avec l'état
de la vue. Il faut donc choisir celles qui
donnent la meilleur et la plus claire vision.

Une personne qui a la vue courte doit,
après s'être servi quelques temps de lunettes, choisir d'autres un peut moins concaves.
Cela est d'abord désagréable, mais les yeux
s'y accoutument avec le temps et s'amélio-
rent tous les jours. Si quelque temps après
on fait usage de verres encore moins concaves, et ainsi de suite ; il n'y a point de doute
que dans quelques années la myopie ne diminue.

Celui qui observe cette gradation régulière avec ces lunettes peut conserver ses
yeux jusqu'au dernier période de la vie ; mais
il ne faut pas faire trop subitement ces chai -
gemens de peur que le secours de l'art ne
soit trop tôt épuisé , et qu'on ne puisse trouver de verres qui grossissent assez. C'est encore une pratique nuisible de se servir d'autres lunettes que de celles auxquelles on s'est
accoutumé. Toute irrégularité est dangereuse , et la conservation des yeux dépend
principalement de l'uniformité de lunettes et
de la lumière.

L'usage d'un seul verre accoutume à négliger un des yeux. C'est pour cela que les
lunettes sont préférables. Cependant les deux
verres doivent être séparément appropriés à
chaque œil , et on ne doit pas s'en servir
indifféremment , car on augmenterait la maladie. Cependant si l'on ne fait usage que
d'un seul verre , il faut y habituer alternativement les deux yeux.

Beaucoup de personnes portent des lunettes le soir et s'en dispensent pendant le jour;
c'est une pratique imprudente , et s'il n'est
pas trop tard , elles doivent choisir une seconde paire de lunettes qui grossissent un
peu davantage , et s'en servir seulement à la
lumière des chandelles. De cette manière la

rétine recevra une quantité de lumière, à-peu-près égale dans tous les temps, et les yeux conserveront plus long-temps leur vigueur.

On dit les lunettes vertes plus convenables aux yeux, parce qu'elles modifient l'impression de lumière faite sur la rétine. Quoique cela soit vrai en grande partie, on ne peut pourtant les recommander indistinctement, sur-tout à ceux qui ont les yeux faibles. Le verd est à la vérité plus agréable aux yeux qu'aucune autre couleur, mais en même temps il obscurcit un peu les objets, sur-tout dans le commencement. Il n'y a que ceux qui ont la vue forte qui doivent en faire usage, comme de préservatifs contre une vive lumière. Mais si les objets blancs ou légérement colorés paraissent rouges, lorsqu'on s'en est servi un peu de temps, il faut en cesser l'usage. Ce phénomène est une preuve certaine qu'elles détruiraient à la fin les yeux.

Beaucoup de gens pour éviter de porter des lunettes, préférent les grandes lunettes à main. Cependant il est évident qu'il doit être nuisible de tenir les yeux dans un exercice continuel, comme dans ce cas ci, où tous les mouvemens de la main et de la tête font varier sans cesse le point visuel, ce qui fatigue beaucoup la vue.

Les

Les lunettes fixes sont donc préférables à tous égards , parce qu'elles sont non - seulement plus conformes à la nature et au mécanisme de l'œil ; mais aussi plus commodes , et plus uniformément placées devant les objets. Elles laissent l'espace , entre l'objet et les yeux , libre et découvert ; elles présentent les objets plus clairement et plus distinctement que les lunettes à main.

Ceux qui ont les yeux, faibles ne doivent point s'occuper , même par occasion , des choses qui puissent fatiguer la vue. Les occupations où un œil seulement est exercé , et doit par conséquent être placé dans des positions différentes de celles de l'autre œil en repos, sont particulièrement nuisibles. C'est pour cette raison que l'usage de verres grossissant les objets, de quelque espèce qu'ils soient, est plus dangereux aux yeux faibles lorsqu'on ne se sert que d'un œil et qu'on ferme l'autre à dessein, que si l'on employait alternativement les deux. C'est pour cela aussi que les recherches microscopiques sont moins nuisibles quand , en n'employant qu'un œil , on tient l'autre ouvert.

On ne doit point essayer trop souvent de découvrir si l'on, a ou non, amelioré la vue, car l'effort qu'on fait en pareil cas est très-stimulant et très-fatigant.

H h

On ne doit se servir de lunettes quepour les objets auxquels elles sont destinées , c'est-à-dire pour les occupations qui exigent le secours de l'art et où les yeux sont toujours tenus à une égale distance ; par exemple , dans la lecture ou l'écriture. Il ne faut point adopter une paire de lunettes sans les avoir parfaitement essayées , ni se contenter de celles qui présentent d'abord les objets clairement et distinctement ; car les objets ne seront pas toujours à la même distance de nous qu'ils le paroissent à la première expérience.Il vaut mieux essayer une paire de lunettes , pendant quelque tems , à la lumière de la chandelle dans la position du corps , et au genre de travail auxquels on est accoutumé. Si on ne se sent point les yeux fatigués , mais un peu plus soulagés , on peut alors adopter ces lunettes. Mais comme il est presqu'impossible de trouver dans les boutiques deux verres de lunettes qui conviennent aux deux yeux , rien n'est plus absurde que de les acheter toutes faites. Comme il n'y a peut-être pas une personne sur mille dont les yeux soient d'une sensibilité et d'une conformation égales , il faut donc choisir un verre pour chaque œil. Le conseil suivant s'adresse à ceux qui n'ont point d'opticien sous la main.

Une personne qui a la vue courte et qui desire avoir un verre concave, peut en déterminer exactement le foyer en présentant très-
près de l'œil les plus petits caractères impri-
més , et en les éloignant par degrés , jusqu'à
la distance où elle peut lire les lettres distinctement et sans effort. Quand elle est assurée
du foyer après de fréquens essais , elle fait
prendre par une autre personne la mesure de
cette distance. L'opticien en recevant cette
mesure et en connaissant la distance à laquelle
les lunettes doivent servir , sera en état de
juger avec certitude des lunettes qui conviennent à la personne absente.

CONCLUSION.

LES chapitres précédens contiennent les
principales règles relatives au traitement du
corps humain en santé, autant que les limites
ont pu le permettre.

Je vais terminer par quelques réflexions
générales et récapituler quelques-uns des préceptes utiles qui ont été pleinement établis
dans les premières parties de ce livre.

La *modération* , en tout , doit être la première et la principale maxime de ceux qui
veulent jouir d'une vie longue et pleine de

santé. Les deux extrêmes se rapprochent souvent dans les choses les plus opposées. Une grande joie peut occasionner la douleur la plus aiguë ; au contraire, une douleur modérée est souvent accompagnée de sensations qui ne sont pas toutes désagréables. La plus vive jouissance animale est étroitement liée avec le dégoût, et il est difficile d'éviter l'un après avoir goûté l'autre. Nous devons donc réprimer les sensations et les affections violentes avant qu'elles soient parvenues à un haut degré, et qu'elle deviennent inexpugnables.

L'illustre Mead dans ses *préceptes médicaux*, en traitant des affections de l'ame, fait les remarques suivantes :

« Tous les hommes, dit ce médecin philosophe, ont un desir naturel de jouir de plaisirs qui sont de deux espèces différentes : savoir les plaisirs des sens et les plaisirs de l'esprit. Le plus grand nombre court après les premiers, et il y en a peu que captivent les charmes des autres. La raison, pourquoi une si grande quantité d'êtres pensans se livre à la sensualité, est facile à appercevoir. Elle vient de ce qu'ils ne connaissent point la sérénité de l'esprit, résultant d'une conduite vertueuse, et de la joie qui anime un homme de bien, quand sa raison préside à ses passions ; mais le voluptueux tout entier à ses jouissances est incapable de goûter les charmes réels de la vertu et les beautés ravissantes de la nature. L'homme qui veut jouir du véritable bonheur, doit accoutumer son esprit à chérir la vertu , et éviter soigneusement les occasions qui excitent et enflamment les passions. «

« Ciceron confirme cette vérité par le sentiment de Caton qui l'avait reçu du grand Archylas de Tarente : *La nature n'a point affligé le genre humain d'une maladie plus destructive que la poursuite des plaisirs sensuels, qui nous porte à la jouissance avec une ardeur immodérée.* Aussi la lecture des écrits de ce grand philosophe , sur ce sujet, doit faire les délices de tout homme raisonnable , et l'on doit bien se pénétrer de la vérité de cette exclamation, également juste et touchante :

O plaisir, tu causes plus de mal aux hommes que les armes de l'ennemi et que toute la colère des Dieux !

« De même qu'un empire raisonnable sur toutes les passions fortifie l'esprit , de même la *tempérance* dans la diète rend le corps moins sujet à ces turbulentes émotions. Cette observation s'applique non - seulement aux personnes d'un tempérament naturellement chaud, mais même à ceux qui répriment leurs

H h 3

appétits , parce que leur modération est le grand moyen de tranquilliser l'esprit.

La propreté est un devoir principal de l'homme, et une personne sale et mal-propre n'est jamais complettement saine. Une peau couverte de saletés transpire et absorbe peu, et la diminution de ces deux fonctions importantes ne peut qu'entraîner des suites fâcheuses.

Plusieurs maladies viennent de l'état de l'atmosphère , mais un plus grand nombre encore,des changemens subits qu'elle éprouve journellement. De là la nécessité de s'exposer tous les jours à ces changemens , et de renouveller l'air dans les maisons et les appartemens qu'on habite en ouvrant les portes et les fenêtres , à différentes reprises.

Tout ce qui est propre à eloigner ou à guérir les maladies, peut aussi les produire ; car tout ce qui tend à opérer d'utiles changemens dans le corps , peut , dans des circonstances différentes et opposées , être suivi d'un effet contraire. C'est pour cela qu'on ne doit point user de médicamens sans une nécessité bien prononcée.

Les personnes faibles doivent manger souvent, mais peu à la fois. Le nombre des repas doit correspondre au défaut de force ; car il est moins nuisible pour une personne faible

de manger peu, à toutes les heures du jour ;
que de faire deux ou trois forts repas. Cependant cette observation est sujette à des
exceptions, pour ceux qui ont l'estomac naturellement faible.

Il n'y a point d'exemple de personnes qui
aient altéré leur santé ou mis leur vie en
danger en ne buvant que de l'eau ; mais le
vin et toutes les liqueurs fermentées remplissent tous les jours nos hôpitaux et nos cime-
tières. Cependant le vin et les liqueurs ne
sont nuisibles que quand on en use sans modération et dans des circonstances peu importantes.

C'est un préjugé vulgaire de croire que l'eau
ne convient point à plusieurs constitutions, et
qu'elle ne provoque pas la digestion aussi
bien que le vin , la biere ou les liqueurs. Au
contraire l'eau pure est préférable à toutes
les boissons , parce qu'elle affermit l'organe
digestif et prévient les embarras de ce viscère
important.

C'est une observation aussi importante que
vraie, que la seule observance d'un régime convenable peut souvent changer la nature du
tempérament et même du caractère moral.

On ne peut aisément déterminer la durée
de travail ou d'exercice qui convient à chaque
individu. Généralement parlant , on ne doit

H h 4

travailler que quand on se sent une inclination naturelle pour les ouvrages littéraires ou
mécaniques. On exécute mal ce qu'on s'est
efforcé de faire; ce qui est vrai, sur-tout pour
les travaux du cabinet.

Des 24 heures du jour, on doit, en pleine
santé, en consacrer 12 à des occupations
utiles, 6 aux repas, aux amusemens ou récréations, et 6 au sommeil.

« Le sommeil, dit le docteur Méad est le
plus doux consolateur des soucis et le plus
grand réparateur de l'énergie musculaire ;
mais quand il est excessif, il a ses inconvéniens. Il émousse la sensibilité, hébète les
facultés mentales, et rend moins propre à
remplir les devoirs d'une vie active. Le meilleur temps pour le sommeil est la nuit dont
le silence et l'obscurité tendent à l'appeller
et à l'entretenir. Le sommeil pendant le jour
est moins rafraîchissant. Si l'observance de
cette règle convient à la multitude, elle est
encore plus nécessaire aux personnes occupées de travaux littéraires.

« Les inventions journalières du luxe, l'oisiveté attachée à une grande fortune, sont
une source féconde d'incommodités, qui entretiennent le corps dans un état intermé-
diaire entre la santé et la maladie. Mais malheur à l'homme qui a plus besoin du secours de

l'art que de celui de la nature pour prolonger sa vie et soutenir son existence précaire ! La commodité conduit à la mollesse, la mollesse au relâchement général , et celui-ci est souvent suivi d'une énervation et d'une imbécilité totales.

« Quoique le plaisir, les richesses, la puissance et les autres choses, (conclut le même auteur) qu'on appelle les dons de la fortune, semblent être données aux hommes avec une grande partialité, cependant celles qui constituent le bonheur réel sont plus également distribuées qu'on ne le croit généralement. Les classes inférieures de la société jouissent mieux des biens ordinaires de l'existence que les classes les plus élevées. (5o) n aliment sain, acquis par un travail modéré, provoque l'appétit et la digestion ; un sommeil parfait qui n'est point interrompu par des soucis rongeurs , rafraîchit les membres fatigués. Des familles pleines de santé remplissent les chaumières, et les enfans occupés du travail de leur père font la consolation de ses vieux jours. Combien sont inférieurs à ces biens les rafinemens de l'opulent, toujours accompagnés de maux réels. Ses alimens, pour stimuler son appétit , ont besoin d'être réhaussés par toutes les ressources d'un art destructeur. Ses fréquens excès troublent son re-

pos et sa santé. Ses enfans qui devraient être
l'ornement et le soutien de sa famille , contractent, dans le sein de leur mère, des maladies et des infirmités qui les rendent lan-
guissans pour toute leur vie , et leur laissent
rarement atteindre la vieillesse ; toujours dévorés du besoin d'obtenir des honneurs et
des titres , ils perdent les avantages qu'ils
possédent par le desir de ceux qu'ils vou-
draient posséder.

« Mais le pire des inconvéniens qui résultent d'une vie épicurienne, c'est qu'en donnant au corps une nourriture surabondante,
les facultés de l'ame s'éteignent et les passions s'enflamment. Au lieu que la tempérance des artisans ou des artistes laborieux
n'oppresse point les fonctions du corps et de
l'esprit. Ainsi, à moins que l'homme riche
n'use constamment de sa fortune avec une
grande modération , il vaut mieux à tous
égards pour la conservation de la santé et la
prolongation de la vie , jouir d'une fortune
modique.

« La nature n'est point une marâtre in-
juste , mais une mère très - prévoyante et
bienfaisante. Elle donne à l'homme sage, dans
tous les états de sa vie , les moyens d'être
heureux , selon les lois immuables qu'elle a
établies elle-même.

FIN.

(1) Page 2. Il paraît que cette manie de vouloir disserter sur la cause et la nature de ses propres indispositions et même de ses maladies, est, en Angleterre, comme en France, très-répandue dans toutes les classes de la société. Ce sera toujours, pour un esprit judicieux, un véritable sujet d'étonnement, que de voir la plûpart des hommes se croire toujours assez instruits de ce qui convient à leur santé, à leurs maladies, tandis que s'il s'agit de leur maison, de leur pendule, de leur habit, pleins de doute et deméfiance sur leurs propres idées, ils ne manquent jamais d'appeler un architecte, un horloger, un tailleur. L'hygiène peut jusqu'à un certain point devenir populaire ; mais il n'en sera jamais de même de la médecine, considérée seulement comme un art curatif. Tous les ouvrages qu'on a publiés dans cette intention, depuis *l'Avis au peuple de Tissot* jusqu'au *Manuel des Dames de Charité*, bien loin d'avoir atteint le but que se proposèrent leurs auteurs, n'ont été que des présens à jamais funestes faits à l'humanité. Comment en effet des hommes étrangers à la médecine pourraient-ils, au moyen de quelques lectures décousues, faites le plus souvent au milieu de l'excitation tumultueuse d'un mouvement fibrile, ou dans les langueurs et la pusillanimité d'une maladie chronique, se faire une idée juste de leurs maux et des moyens curatifs qu'ils exigent, lorsque les médecins eux-mêmes, dès les premières atteintes d'une

maladie, se méfient de leurs propres lumières et reclament les secours d'un autre ? L'on ne peut trop insister sur cette vérité et répéter aux gens du monde, que la médecine ne peut être apprise dans les livres ; que l'on n'en a jamais, sans danger pour soi ou pour ses amis, une connaissance superficielle ; que cette science entièrement opposée aux autres, n'admet point d'amateur, quelque distingué qu'il soit, et que les demi-connaissances de celui-ci sont aussi fatales à la santé, que les grandes promesses des charlatans, ou la crédulité confiante des bonnes femmes. L'Hygiène au contraire peut être mise à la portée de tout le monde ; par la raison que l'homme en santé étant plus constamment le même, les préceptes dont se compose cette branche de la médecine sont sujets à moins de variations. Ces préceptes sont en outre de nature négative, ils indiquent moins les choses qu'ils faut faire que celles qu'il faut éviter et par là lesrègles n'en ont que plus de simplicité. La thérapeutique, marche entourée de formules, de doutes et d'incertitudes ; l'Hygiène s'entoure de la connaissance des agens extérieurs, et se fonde sur les lois de la saine philosophie : celle qui commande la modération en toutes choses.

(2) PAGE 6. L'auteur a parfaitement raison en avançant que, sous ce rapport, la médecine est une science de fait ; et cette assertion est un hommage légitime rendu à la médecine d'observation. Ceux qui ont mis en doute la certitude de cet art, se sont fondés sur la versatilité de sa partie théorique ; comme si dans les sciences les plus exactes, cette partie n'était pas également faible et variable. Que d'hypothèses n'a-t-on pas pas bâti sur la nature du fluide électrique, toute récente que soit encore la découverte de l'électricité ? Mais l'instabilité des opinions des savans a-t-elle fait mentir un seul des faits

observés dès les commencemens, par cenx des physiciens qui s'en occupèrent les premiers ? Il en est à-peu-près de même de la médecine. L'imagination humaine s'est exercée de tous les temps pour entourer la partie pratique de cet art d'un échafaudage de théories sur la nature intime de nos maladies. Ces opinions multipliées sans cesse détruites et renouvelées, n'ont duré qu'un jour, et les faits notés par Hypocrate et les médecins observateurs passent de siècle en siècle, et viennent encore aujourd'hui servir de base et de caractère au diagnostic des maladies. On peut noter encore, comme une preuve des plus concluantes de la certitude de la médecine, que, malgré les variations continuelles qu'a subi la partie théorique, la pratique a plutôt éprouvé des modifications que des changemens. De tout temps, on a traité les maladies inflammatoires, par les saignées, les maladies avec engoûment de l'estomac par les évacuans, etc. La chimie a tout récemment changé l'idée que nous nous faisions de la manière d'agir des préparations mercurielles, et cependant cette théorie, toute brillante qu'elle est, toute plausible qu'elle paraisse, n'a pas apporté le moindre changement au dégré de confiance que les praticiens ont dans le mercure, ni à la manière dont ils en ordonnent l'administration.

(3) PAGE 10. C'est une vérité incontestable, que la fréquence et la multiplicité des maladies de l'espèce humaine, tiennent bien moins à la nature particulière de son organisation qu'à l'influence de la civilisation. Le premier résultat de celle-ci est de développer la sensibilité nerveuse; et l'exaltation de cette sensibilité devient la source de nos maladies. comme celle de nos jouissances. C'est ce qu'on peut démontrer par un grand nombre de faits, et sur-tout, par ce qu'on a observé chez

le jeune sauvage de l'Aveyron. Cet enfant qui, dans les commencemens de son séjour dans la société, ne pouvait souffrir aucun vêtement, et qui passa les journées les plus froides de l'hiver de l'an IX, à demi-nud, dans le jardin des Sourds-muets , étant devenu sensible par l'effet de la ci-vilisation, et sur-tout par l'emploi des bains chauds, peut à peine à présent endurer un froid médiocre, et a éprou-vé , dans le courant de l'hiver de l'an X, des rhûmes très-intenses et plusieurs maux de gorge.

C'est dans l'intérieur des villes les plus policées de l'Europe qu'il faut étudier toutes les maladies qui appar-tiennent à cette cause aussi puissante qu'inévitable. On peut du moins y apporter toutes les affections nerveuses, (et cette classe de maladies s'étend bien plus loin qu'on ne croit) ainsi que les maladies du poumon. Cet organe est victime des progrès qu'a fait parmi nous l'art de se garantir en apparence des injures de l'air, au moyen de nos appartemens bien clos et bien chauffés et de nos habillemens chauds et fourrés.

(4) PAGE 10 Le vœu que forme ici le docteur Wil-.lich se trouve pleinement rempli par les succès de la vac-cination. Les avantages de cette découverte ne sont plus un objet problématique pour la plûpart des médecins; il ne reste plus à présent qu'à faire valoir les moyens de convic-tion qu'elle emporte avec elle, auprès des gens du monde , et de toutes les personnes éclairées et de bonne foi. Mais il faut pour cela dépouiller cette discussion de toute f•ame scientifique et scholastique et la présenter d'une manière concise et intelligible. Ce fut le but que je me proposai, lorsqu'au commencement de l'an IX, je rendis compte aux administrateurs de l'Institution nationale des Sourds-mets, des avantages de cette nouvelle inocula-tion. J'écarterai soigneusement de ce rapport succint toute

discussion , toute expression , qui aurait pu en rendre la lecture pénible ou le sens obscur , pour des personnes étrangères à l'art de guérir. Je fus compris et mon but fut rempli. Cette raison m'autorise à croire que ce rapport peut être reproduit avec avantage à la suite d'un ouvrage destiné aux gens du monde. Je le présente ici sans aucun changement , quoique les expériences de plus en plus probantes que l'on a faites depuis, tant à Paris que dans les autres grandes villes de l'Europe , et la propagation, sur tous les points du globe, de cette bienfaisante opération eussent pu fournir de nouveaux faits en sa faveur. Mais j'ai pensé que ceux que je présente dans ce rapport, seraient encore assez nombreux et assez concluans pour éclairer tout homme de bonne foi , et doué d'un esprit juste.

« En me chargeant de lui faire un rapport sur la vaccine, l'administration m'a imposé une tâche difficile à remplir. Il s'agit de prononcer sur une découverte encore récente, et de la juger sainement et sans prévention au milieu de l'enthousiasme de ses propagateurs et des déclamations des ses antagonistes.

« Il semble qu'entre ces deux extrêmes, la route qui mène à la vérité est encore facile à trouver , et que la recherche des faits y conduit naturellement. Sans doute cela serait ainsi , si dans la nouveauté des choses un peu marquantes, les faits qui s'y rapportent, n'étaient exposés à être exagérés , ou tronqués ou dénaturés enfin d'une manière quelconque, par l'intérêt personnel. Il m'a donc fallu procéder à leur examen avec beaucoup de réserve et un peu de scepticisme , écarter ceux qui n'appartiennent qu'à une pratique particulière et isolée, et n'admettre comme concluans que ceux revêtus d'un grand caractère d'authenticité , ou qui ont eu lieu sous les yeux et la direction d'une société savante et spéciale, ou dans l'intérieur d'un hospice public.

« Ce procédé rigoureux a dû infaiblement me donner des résultats plus conformes et plus décisifs. Pour qu'on puisse en apprécier toute la valeur , je les présente ici à côté des faits dont ils dérivent. J'en ai écarté avec soin tous ceux qui n'avaient qu'un rapport indirect aux trois questions suivantes , dont la solution m'a paru remplir l'objet de ce rapport.

« *Première question* : La vaccine préserve-t-elle de petite vérole ?

« *Deuxième question* : En préserve-t-elle pour toujours?

« *Troisième question* : En préserve-t-elle sans danger?

« I. *La vaccine préserve-t-elle de la petite vérole?*

«Avant que cette question fut agitée parmi les médecins, elle était, depuis cinquante ans, affirmativement décidée dans quelques comtés d'Angleterre , et d'après l'obser-vation journalière des campagnards. Ils avaient remar-qué que ceux-là étaient exempts de la petite vérole, qui, en trayant les vaches, avaient gagné par contagion une éruption pustuleuse qui survient aux pis de ces animaux , et qu'on désigne dans les campagnes sous le nom de *cowpox* ou *vérole des vaches*. Cette observa-tion précieuse , recueillie par le docteur Jenner, en 1796 , et soumise à de nombreuses expériences , se trouva toujours vraie. Trois ans après elle acquit un nouveau degré de certitude par les nombreuses ino-culations du *cowpox* ou de la *vaccine* , faites à Londres par le docteur Woodwille , dans l'hospice de la petite vérole , et par le docteur Pearson dans une institution spéciale et par souscription. A cette époque le nombre des vaccinés, dans ces deux établissemens , s'élevait à plus de trois mille. De ce nombre , cinq cent quatre-vingt-dix-neuf furent inoculés de la petite vérole par le cé-lèbre inoculateur Woodville , et le furent inutilement. A Genêve , où la vaccine s'est répandue avec une éton-

nante

sante rapidité, quatre cents individus, vaccinés par une société de médecins avantageusement connus, ont été exposés à l'issue de leur inoculation à toutes les chances d'une épidémie varioleuse, très-répandue et très-meurtrière, sans qu'aucun en ait été atteint. Mêmes résultats obtenus à Paris, par le comité médical, dont les travaux sur cet important sujet doivent servir de modèle à la marche qu'il faut suivre dans les recherches scientifiques. De deux cents vaccinés dans cette institution spéciale, vingt-sept ont été soumis à l'inoculation de la petite vérole, sans que l'opération ait été suivie d'aucun effet sensible. Pour rendre l'épreuve plus concluante, les piqûres, chez quelques-uns d'entre eux, avaient été pratiquées profondément, sur plusieurs parties, à diverses reprises et avec insertion d'une matière varioleuse prise de bras à bras; et malgré tous ces moyens si favorables à l'infection générale, elle n'a eu lieu sur aucun. Chez cinq d'entre eux, seulement, les piqûres ont été suivies d'un travail inflammatoire local, dont le produit éprouvé par l'inoculation, sur deux enfans qui n'avaient essuyé ni la petite vérole ni la vaccine, a déterminé sur toute la surface du corps une éruption varioleuse. Recueillons soigneusement ces deux observations intéressantes. Elles prouvent évidemment que le virus varioleux inoculé chez les vaccinés en question, a été suivi d'une infection locale, telle qu'elle doit être pour gagner tout le système; et que si elle n'est point devenue générale, ce n'est point faute d'énergie de la part du virus, puisque, appliqué sur deux enfans, il a produit une éruption générale de petite vérole, mais par inaptitude du système à cette maladie, chez les sujets vaccinés.

En résumant tous ces faits, qui sont en quelque façon de notoriété publique, on trouve pour résultat que plus de

I i

mille vaccinés exposés à la petite vérole , soit épidémique , soit inoculée , en ont été préservés par l'opération de la vaccine. On peut donc en conclure que la vaccine préserve ou du moins a préservé jusqu'à présent de la petite vérole (1).

II. *La vaccine préserve-t-elle pour toujours de la petite vérole ?*

Il semble que la solution de la première question entraîue nécessairement celle de la seconde ; et qu'il n'y a pas de raison pour penser qu'un moyen qui a été reconnu comme préservatif d'une maladie, six semaines et deux

---

(1) J'aurais dû peut-être encore citer , à l'appui de cette préservation , la contre-épreuve de l'inoculation de la vaccine, faite inutilement sur ceux qui ont essuyé la petite vérole. Je m'en suis abstenu pour deux raisons : 1. parce que l'infaillibilité du préservatif m'a paru suffisamment démontré; 2. parce que les expériences de cette contre-épreuve offrent un résultat contradictoire. Si l'on consulte en effet les observations que le docteur Jenner recueillit le premier sur les effets du cowpox , il paraît que cette maladie peut aussi se communiquer à ceux qui ont eu la petite vérole. L'opinion contraire s'appuye de plusieurs faits ultérieurs, et surtout de celui-ci : on vaccina à Londres un homme de 51 ans qui avait eu la petite vérole dans son jeune âge. La vaccine se développa avec rapidité , présenta plusieurs symptômes inaccoutumés, une marche plus aiguë et une terminaison plus précoce. Des fils imprégnés du produit de cette inoculation , envoyés et employés à Genève pour les premières vaccinations , produisirent une affection de la même nature , et que l'on regarda avec raison comme une fausse vaccine. En effet tout ceux qui avaient été exposés furent par la suite ou vaccinés de nouveau et avec plein succès, ou malheureusement atteints de la contagion varioleuse. Cette expérience pourrait peut-être, par son authenticité et les épreuves subséquentes dont elle a été suivie, passer pour convaincante, si elle n'était négative; et si , comme toutes celles de ce genre , elle n'avait besoin , pour tirer à conséquence d'être répétée un très-grand nombre de fois et avec le même résultat.

ou trois mois après son emploi, cesse d'agir comme tel à une époque plus ou moins éloignée. Il n'est cependant rien dans les lois de l'économie animale qui rendre cette assertion invraisemblable. Une maladie cutanée peut, pour quelque temps, préserver d'une autre ; le virus de la petite vérole que l'on était autorisé à regarder, jusqu'à un certain point, comme une sorte de levain inné, dont le système ne pouvaitse débarrasser qu'au moyen d'un travail fébrile et par une explosion générale, pourrait bien n'être qu'en partie détruit ou momentanément neutralisé par la vaccination : voilà ce qu'on pourrait nous dire et ce que je me suis dit à moi-même. Voilà donc un doute qu'il faut éclaircir. Ainsi que nous l'avons fait dans toutes les autres parties de notre problème, mettons de côté toute théorie, et ne consultons que lesfaits. Si depuis près de soixante ans que le cowpox est connu dans le comté de Glocester comme un préservatif de la petite vérole, on avait vu quelquefois cette seconde maladie frapper ceux qui, dans un âge moins avancé, avaient été atteints de la première, il est hors de doute que cette opinion populaire serait tombée de bonne heure en désuétude, au lieu de prendre de plus en plus de la consistance, de se propager dans les autres comtés, et de parvenir à la connaissance des médecins anglais. Il est fait mention en outre, dans les mémoires du docteur Jenner, d'un grand nombre d'inoculations de petite vérole, faites sans effet, sur des sujets qui avaient gagné le cowpox, 10, 20, 30, 40 ans auparavant. Malheureusement ces expériences sont les seules de ce genre qui aient été faites jusqu'à présent. Il serait à desirer qu'elles fussent répétées en Angleterre par tous ceux qui s'occupent de ce même objet. D'après le plan que j'ai suivi et que j'ai annoncé plus haut, de ne tenir aucun compte de tous les faits extraits de la pratique privée d'un médecin, j'aurais dû ne point admettre ceux du docteur Jenner : mais un puissant motif m'a engagé à les faire valoir ici. C'est que de toutes les observations faites par ce médecin à Berkley, dans Glocestershire, il n'en est aucune qui, soumise à de nouvelles épreuves, soit dans les institutions spéciales, soit dans l'hospice de la petite vérole, à Londres, ne se soit trouvée d'une scrupuleuse exactitude. On peut donc conclure de tout ce qui précède que, jusqu'à présent, la vaccine a préservé, pour la vie, de la petite vérole.

« III. *La vaccine préserve-t-elle, sans danger, de la petite vérole?*

« Les divers recueils d'observations publiées sur l'inoculation de cette maladie nouvelle, s'accordent à prouver qu'elle est purement locale, bénigne et exempte d'accidens. Sur six cents personnes inoculées par Woodwille dans l'hospice déjà cité, il n'en mourut qu'une, et par une cause qu'on assure avoir été étrangère au travail de l'inoculation. On en dit autant de quelques accidens dont un petit nombre de vaccinés furent atteints, et qui parurent devoir être attribués à l'influence d'une atmosphère varioleuse. — Peu de temps après, ce même praticien rendit compte, dans un second mémoire, de nouvelles vaccinations faites sous ses yeux, au nombre de plus de trois mille, sans la moindre complication accidentelle. Trois cents furent pratiquées avec un pareil succès dans l'institution spéciale de M. Pearson. Les premières que l'on tenta à Genève ne furent pas si heureuses ; mais on reconnut bientôt que les accidens inflammatoires dont ces premiers essais avaient été suivis, provenaient de la mauvaise qualité de la matière innoculée prise à Londres, sur une pustule de fausse vaccine (1) On se procura de nouveaux matériaux

---

(1) Voyez la note précédente.

d'inoculation; et près de huit cents personnes furent vaccinées avec un succès complet et sans le moindre symptôme inquiétant. Chez quelques autres cependant, la vaccine fut accompagnée d'une éruption plus ou moins abondante de petite vérole, laquelle était d'autant plus discrète que son apparition était moins prochaine de l'époque de la vaccination. Mais cette coïncidence des deux maladies doit être regardée comme purement accidentelle, ou plutôt comme l'effet de la constitution varioleuse qui régnait alors dans cette ville. Déterminé par la même influence, le même accident s'est présenté à Londres, dans l'hospice de la petite vérole ; et à Paris, dans quelques cas de pratique particulière. Ainsi, je le répète encore, cette complication n'a rien d'étonnant ; et si elle laissait quelque doute sur l'efficacité de la vaccine, ce doute s'évanouirait devant cette remarque importante : que dans tous les cas où la petite vérole est survenue, ce n'a jamais été que dans les premiers jours qui ont suivi la vaccination, c'est-à-dire, dans le temps où la maladie, récemment inoculée, n'avait pu étendre sur tout le système son action préservative. — A Paris, plus de deux cents personnes avaient été vaccinées vers la mi-brumaire, par le comité médical et sans la moindre complication fâcheuse. Les premières opérations du comité qui vient de s'établir à Reims, ont donné le même résultat.

« Voilà donc plus de cinq mille vaccinations bien constatées, faites en diverses contrées sur des personnes de tout âge, de tout sexe, avec un succès pareil et sans aucun accident que l'on puisse raisonnablement attribuer à la maladie inoculée. On peut en conséquence en conclure que l'opération de la vaccine n'entraîne aucun danger, et que la maladie qui en résulte est une affection locale et essentiellement bénigne.

I i 3

« Ici finit nécessairement l'examen des trois questions que je me suis proposées. Je n'ai employé pour les résoudre que la force des choses elles-mêmes, et n'y ai rien mis du mien. Aidé des recherches dans lesquelles ce travail m'a engagé, il m'eût été faci'e d'y faire entrer quelques considérations sur l'inoculation, le développement, la distinction en vraie et fausse de cette maladie cutanée, l'importance de ses résultats relativement à la population du globe, et sur la nécessité néanmoins d'en renvoyer le jugement définitif à la sanction du temps, et d'une plus longue expérience. Mais cette digression eût été étrangère à mon sujet; et j'ai cru que je devais me borner à prouver aux administrateurs qu'ils pouvaient, sans crainte, et devaient par humanité, faire jouir leur famille adoptive du bienfait de ce moyen conservateur. »

(5) PAGE 21. Je présume que cette doctrine des tempéramens, si véritablement elle est extraite, ainsi que l'annonce le docteur Willich, de l'ouvrage du professur Sœmering, a été considérablement altérée par les additions et changemens que l'auteur y a faits, autant que par les effets mêmes de deux traductions. Il est sûr du moins que l'on reconnaît dans un grand nombre de passages de cette sorte de citation, les vues profondes et neuves du physiologiste allemand; tandis qu'on rencontre dans d'autres beaucoup d'opinions hasardées et d'expressions vieillies depuis long-temps. Ce qu'on y trouve touchant l'influence qu'ont sur les tempéramens les fonctions des nerfs, du système sanguin, et des forces musculaires, le climat, le fluide électrique même, l'éducation, les besoins, les privations, les professions de la vie, me paraît renfermer des vérités utiles. Mais la classification des divers tempéramens n'est qu'une modification de celle des anciens, et doit être, en conséquence, regardée comme inadmissible, dans l'état présent de nos connaissances physiologiques.

L'école française doit à l'un de ses plus célèbres professeurs une nouvelle doctrine des tempéramens, (a) dont l'ensemble repose sur des vues entièrement neuves, et sur les considérations les plus importantes relatives à l'organisation physique et morale des différens individus. La profondeur de ses recherches, l'enchaînement nécessaire des idées sur lesquelles est fondée cette nouvelle classification, ne me permettent point d'en présenter ici l'analyse. J'émettrai seulement quelques données élémentaires sur cet important sujet.

Le corps humain est composé de plusieurs organes ou systêmes d'organes distincts, dont les uns se trouvent généralement répandus dans toutes les régions du corps, tels sont les systêmes nerveux, sanguin, lymphatique, osseux, cutané; et dont les autres se présentent isolés et circonscrits, comme le poumon, le tube alimentaire, le foie et les organes de la génération. Les proportions respectives qui règnent soit dans les fonctions, soit dans les qualités physiques de ces différens organes, sont sujettes à varier dans les différens individus. On trouve, par exemple, que tel homme se fait remarquer par la masse et l'énergie de ses muscles, tel autre par la plénitude de ses vaisseaux; celui-ci par son embonpoint, celui-là par sa grande sensibilité nerveuse. Ces différences sont donc le résultat de la prédominance du système musculaire, dans le premier cas; de celle du système sanguin dans le second; de celle du système lymphatique dans le troisième et dans le quatrième, de l'action prédominante des nerfs, du cerveau et des sens. En consé-

____

(a) Mémoire sur les observations fondamentales d'après lesquelles on peut établir la distinction des tempéramens. Par J. N. HALLÉ. Inséré parmi ceux de la Société Médicale. Quatrième année.

quence on trouve dans ces quatre exemples, le type principal des tempéramens musculaire, sanguin, lymphatique,
et nerveux. Mais les cas où se remarque la simple prédominance d'un seul système sont excessivement rares
et le plus ordinaire est de voir deux ou trois de ces systèmes dans une égale proportion, et prédominer en
commun sur l'action des autres organes. On trouve très-
fréquemment les tempéramens sanguin et musculaire réu-
nis chez les hommes d'un âge mûr ; et les tempéramens
sanguin, nerveux et lympathique, chez un assez grand
nombre de femmes, etc.

Quoique les tégumens et les os forment deux systèmes
généraux de parties, néanmoins leur proportion exubé-
rante n'est d'aucun influence sur les tempéramens. La
peau peut bien y contribuer comme organe sentant ; mais
sous ce rapport, son influence doit être rapportée à
celle du système nerveux.

La prédominance d'action des organes locaux et circonscrits est bien moins propre à établir tel ou tel tempérament, que la supériorité des systèmes généraux. Leur
effet se borne à imprimer quelques modifications plus ou
moins sensibles au tempérament qui se trouve déterminé
par l'état de ces derniers. Il n'y a qu'un très-petit nombre de
phénomènes, parmi ceux dont se compose le tempérament
bilieux décrit par les anciens, qui puisse être attribué à
l'action prédominante du foie. Le citoyen Hallé a démontré,
dans son mémoire, qu'il entrait, dans la composition de ce
tempérament, une foule de traits qui appartenaient à la
supériorité proportionnelle du système sanguin sur le
lymphatique : aussi peut-on regarder aujourd'hui comme
un objet de recherches à faire que de déterminer avec
précision l'influence qu'a, sur la constitution, l'action
très-prononcée du foie. On trouve dans la même dis-

sertation un fait précieux qui atteste l'empire qu'a cet
organe sur l'état des fonctions morales, et peut-être
même la réciprocité de cette influence.

« J'ai vu une jeune personne qui, d'un caractère habituellement gai et vif, passa assez promptement à un état
de lenteur, de morosité et de taciturnité profonde, et ce
changement datait d'une frayeur et d'un chagrin, dont
l'effett était encore entretenu par la présence d'objets
dont elle n'osait avouer l'influence sur son esprit. Les
images s'en retraçaient souvent dans les rêves et au milieu du sommeil. Des convulsions violentes survinrent,
et vers la terminaison de l'accès, qui dura plusieurs jours,
la jeune personne rendit une grande quantité de matières
noires par le vomissement et les selles. Les premiers
symptômes ne se dissipèrent pas. Bientôt survint un vomissement de matières absolument noires, suivi de convulsions au point que la malade se croyait empoisonnée.
A quelques semaines d'intervalle, une nouvelle secousse
convulsive fut accompagnée des mêmes vomissemens et
dévacuations semblables. Les matières rendues, noires
dans leur état de liquidité, l'étaient également après leur
déssiccation à l'air libre, et avaient la teinte du charbon.
Mais cettefois ci la maladie touchait à sa fin, et, après
quelques évacuations soutenues par des sucs végétaux et
de légers laxatifs, la santé se rétablit absolument, la gaîté,
la vivacité revinrent et l'on ne vit plus, dans les évacuations, les matières noires, qui jusque-là s'y étaient mon-
trées à plusieurs reprises. Je ne cite cet exemple que
parce qu'il est le plus remarquable de tous ceux que j'ai
vus, et de presque tous ceux dont j'ai lu la description.
J'ignore si cette matière est sortie des organes biliaires ;
mais ses rapports, avec l'impression vive qui a paru leur
donner naissance, et avec la continuité des affections de
l'âme qui s'y sont jointes, considérées, soit comme causes

occasionnelles du mal , soit comme symptômes consécutifs et effets subsistans des dérangemens intérieurs, méritent d'être remarqués comme un exemple assez sensible
des influences respectives de l'état des organes et des affections générales des systêmes. »

On est moins avancé encore sur les effets de la supériorité d'action de l'organe pulmonaire, par rapport à son
influence sur le tempérament. Il est à croire cependant
qu'une poitrine très-vaste, une respiration éminemment
active et énergique , doivent avoir des effets généraux très-pronocés , tant sur le systême de la circulation
et les qualités physiques et vitales du sang , que sur
le degré de la chaleur animale. S'il est vrai , comme l'on
ne peut en douter , que le sang apporté dans le poumon
se dépouille des qualités qu'il avait en y arrivant, pour
en acquérir d'autres essensiellement différentes ; on ne
peut douter que plus l'acte de la respiration aura d'é-
nergie , et son organe d'étendue, plus aussi le systême
sanguin s'en trouvera influencé. Or celui-ci ne peut
être modifié sans que le tempérament ne partage ses variations. D'un autre côté , l'anatomie comparée a démontré que la chaleur animale est en raison directe de l'étendue de l'organe pulmonaire. On la trouve en effet très-
intense chez les oiseaux , qui sont, de tous les animaux,
ceux qui sont doués proportionnellement du poumon
le plus considérable ; au lieu que chez les reptiles, qui ont
cet organe très-peu étendu, la chaleur vitale n'excède pas
de beaucoup celle qui est propre aux végétaux. Voilà
donc un second effet général dépendant d'une respiration
très-active. Il en est encore d'autres que l'on ne peut
que soupçonner , et qu'il serait conséquemment peu
utile d'exposer ici.

Il en est à peu près de la prédominance du systême
gastrique, comme de celle du systême pulmonaire. Son

énergie, sa grande activité n'influent sur les tempéra-
ramens que médiatement et par l'influence primitive
que les fonctions du tube alimentaire ont sur les systêmes sanguin et lymphatique, au profit desquels
tournent principalement les produits de la digestion.

Un autre organe dont la prédominance d'action imprime
aux tempéramens des modifications notables, est celui de
la génération. Pour se faire une idée de sa grande influence sur la constitution physique, il faut se représenter d'un côté la manière d'être d'un homme qui a subi
l'opération de la castration; et de l'autre, l'organisation
physique et morale d'un homme, dans la force de l'âge,
et dans toute la véhémence des appétits vénériens.

Chez le premier, voix grêle, dépilation presque générale, circulation peu active, vaisseaux peu prononcés
ou même insensibles, prédominance des sucs blancs sur
les liquides colorés, laxité et impuissance du système
musculaire, profondément caché sous un embonpoint exu-
bérant; en un mot, assemblage complet de tous les
traits extérieurs de l'organisation physique de la femme;
tandis que, sous le rapport de l'état moral, cet être mu-
tilé en diffère par une insensibilité plus ou moins profonde, une véritable apathie des forces intellectuelles et
une inaptitude complette aux affections douces ou géné-
reuses. Chez l'homme au contraire dont les organes re-
producteurs ont reçu ou acquis une supériorité d'action
très-marquée, on trouve la fibre musculaire sèche et
forte, quoiqu'assez mobile, une habitude de peau haute
en couleur, un embonpoint très-modéré, des vaisseaux
très-saillans, une circulation accélérée ou impétueuse, et
une sensibilité très-exaltée, pourvu toutefois que des
forces musculaires athlétiques n'aient pas nui au développement de cette sensibilité nerveuse, en appelant à elles
toute l'action du cerveau.

On a cru remarquer que chaque tempérament correspondait à un état moral qui lui était propre , soit que ce mode particulier des fonctions affectives et intellectuelles en fût le résultat , soit qu'il ne dût être regardé que comme une association concomitante , mais constante et essentielle. Je ne me prononcerai ni pour l'une ni pour l'autre de ces deux opinions ; seulement j'observerai que l'on ne peut établir aucune donnée invariable sur cet accord de l'homme moral avec l'homme physique , si ce n'est pour ce qui concerne les facultés affectives : celles-ci paraissent véritablement se montrer dans un rapport assez constant avec le mode particulier de l'organisation physique. Il est d'observation , par exemple , que le tempérament nerveux entraîne avec lui une grande susceptibilité d'affections morales , une aptitude prononcée aux passions véhémentes , à celles sur-tout de l'amour , de la gloire , de la vengeance , etc.

Il est très-ordinaire encore qu'à ce tempérament s'associe une imagination vive , ardente et plus ou moins susceptible d'exaltation. Cette coïncidence semblerait déroger au principe que je viens d'émettre : que l'organisation physique semble influer exclusivement sur les opérations de la volonté , si l'imagination n'appartenait pas autant à cette classe des fonctions qu'à celle des opérations de l'esprit.

Au contraire plus le tempérament s'éloigne du type nerveux , moins les affections sont vives, et plus l'imagination est calme et modérée. Telles sont les personnes d'une constitution essentiellement lymphatique. Ainsi donc, tel et tel mode particulier de l'organisation physique se lie constamment avec tel ou tel état des forces affectives. Mais quant à ce qui concerne les fonctions de l'esprit , telles que l'attention , la réflexion , la faculté de comparer , la pénétration , le jugement , la réminis

cence et la mémoire , il en est tout autrement; et le rhy-
thme naturel de ces facultés est entièrement indépendant de l'état individuel de la constitution. On trouve
en effet , dans tous les tempérameus , sans distinction ,
une mémoire plus ou moins fidèle, plus ou moins ingrate,
une pénétration vive ou obtuse, un jugement tantôt juste
tantôt faux , et une aptitude plus ou moins forte ou
faible à une attention prolongée et à des réflexions profondes.

Il est donc à présumer que les variations innombrables
et individuelles des facultés de l'entendement sont , en
général , indépendantes de l'état physique du corps ; ou,
si elles reconnaissent pour cause des différences organiques , il faut convenir que ces différences ne peuvent-
être rigoureusement déterminées. Il n'en est pas de
même des modifications qu'impriment à ces mêmes facultés le conflit des circonstances , le commerce des
hommes , et sur-tout l'influence de la première éducation. L'action combinée de ces principaux agens concourt
tellement à la formation de l'homme moral , que l'on
peut poser en question, si elle n'y coopère pas plus puissamment que les dispositions primitives que nous ap-
portons en naissant.

Les tempéramens sont tantôt acquis, tantôt le simple
résultat de certaines facultés organiques et congénitales.
La première de ces deux assertions se prouve par cette
identité de tempérament qui se remarque chez les hommes livrés à une profession semblable ou analogue. Chez
tous ceux , par exemple , qui sont adonnés à un genre
de vie qui excite fortement les organes musculaires,
tel que le métier des armes , l'agriculture - pratique ,
la profession de porte-faix , il existe peu de différence
dans leur tempérament, qui est généralement marqué par la

prédominance du système musculaire . D'un autre côté , on ne peut douter qu'il n'existe véritablement des tempéramens *innés* , quand on voit deux enfans issus d'une même mère , élevés de la même manière, présenter, dans l'adolescence, deux constitutions opposées. Il ne faut cependant entendre par ce mot *inné* , que certaines dispositions qu'on apporte en naissant à tel ou tel tempérament ; dispositions d'abord insensibles , mais qui se développant avec l'âge, entrainent des différences notables. Car à l'époque de la naissance , et même pendant les premières années de la vie , tous les individus de l'un et de l'autre sexe présentent un tempérament uniforme; ses variations se prononcent vers la puberté et disparaissent dans la vieillesse , comme s'il entrait dans les vues de la nature que , sortant de ses mains ou rentrant dans son sein , les hommes devinssent égaux entr'eux au physique, comme ils le sont au moral.

(6) PAGE. 34. Il est probable en effet que si l'éducation physique et morale des enfans se trouvait éclairée des lumières de la médecine philosophique , sa marche en deviendrait plus sûre , et ses résultats plus heureux. Il est une objection bannale que l'on oppose sans cesse à toutes les innovations utiles, et que l'on ne manquerait pas de reproduire dans ce cas-ci ; c'est celle de condamner le présent par l'exemple du passé. *A quoi bon*, dirait-on, *cette association de la médecine avec l'enseignement? en avons-nous eu besoin pour notre éducation? la connaissait-on dans ce siècle fameux qui produisit les Racine, les Boileau , les Montesquieu?*

Mais si cette objection était concluante, ne pourrait-on de même conclure que l'étude des belles-lettres est infructueuse, par la raison que Rousseau fut sans elle l'écrivain le plus éloquent de son siècle? Tout ce qu'on peut dire à ce sujet, c'est qu'il est des hommes nés avec des dispositions si heureuses, que, malgré la défaveur des circonstances et le vice de leur éducation, il leur est donné de s'élever au-dessus des autres par la seule force de leur génie.

Ce n'est donc pas chez ces êtres privilégiés et indépendans qu'il faut étudier les bienfaits et les désavantages de notre éducation routinière, mais chez ceux au contraire que cette même éducation a à peine ébauchés, chez ceux qu'elle a laissés si loin derrière le commun des hommes ; chez les idiots, par exemple, ou chez ces individus qu'on appelle communément des êtres bornés; parmi ceux encore qui se font remarquer dans nos sociétés par le vide de leur esprit, la fausseté de leur jugement et l'incohérente versatilité ou l'étroite circonscription de leurs idées. Ces lacunes ou ces défauts de l'esprit humain tiennent bien plus que l'on ne croit à la direction vicieuse de l'enseignement dont le principal défaut est d'être essensiellement le même pour tous les enfans, et de n'être jamais adapté aux variations innombrables que présente dans chaque individu l'état de ses facultés intellectuelles. Que l'on prenne cent enfans du même âge, qu'on soumette leur état moral à un examen analytique ; et on se couvaincra qu'il y a entr'eux, autant de points de dissemblance que de points de contact. En les considérant seulement sous le rapport de leurs défauts, on remarque chez l'un, une sensibilité très-superficielle, chez l'autre, une imagination désordonnée, chez celui-ci, une mémoire ingrate, chez celui-là, un jugement faux, chez certains, une inattention absolue, chez plusieurs, un manque total d'émulation, et chez tous enfin, des goûts et des dispositions diverses. Ainsi donc l'homme moral, plus que l'homme physique, a ses idiosyncrasies ou ses différences individuelles; et il appartient à la médecine, plus qu'à toute autre science, de les étudier, et de faire servir à leur juste appréciation et à leur développement toutes les ressources de nos connaissances physiologiques. La médecine s'est considérablement ennoblie de nos jours par le traitement moral des aliénations mentales; elle peut acquérir un nouveau lustre encore, en éclairant la marche de l'enseignement. Il y a moins loin qu'on ne croit entre rétablir la netteté des idées, et redresser un esprit faux, entre calmer le délire d'un maniaque et désenchanter l'imagination fougueuse d'un jeune homme.

C'est sur-tout dans les cas d'idiotisme que se font vivement pressentir les avantages d'une éducation médicale. Elle pourrait beaucoup sur ces êtres dont la plûpart ne diffèrent des autres hommes que par une moindre étendue de leurs facultés sensitives, auxquelles il serait certainement possible de donner plus ou moins d'extension. La médecine tient dans ses mains un mobile puissant de développement physique et moral; elles peut jusqu'à un certain point émousser ou exalter la sensibilité nerveuse, et par-là, agir sur l'homme intellectuel. Ses moyens sont innombrables : ils sont petits aux yeux de ceux qui ne voient dans cette science que l'art de formuler; et très-puissans au contraire, dans l'esprit de ceux qui ont quelquefois étudié l'influence majeure qu'ont sur l'esprit humain, les habitudes, les affections morales, les besoins, les passions, le commerce social, et la direction particulière de nos goûts primitifs et de nos dispositions innées. C'est à l'action combinée de tous ces agens que l'on a mis en jeu pour son éducation, que *le Sauvage de l'Aveyron*, a eû les progrès qu'il a faits jusqu'à ce jour; et sans doute que la continuation de ces mêmes

moyens

moyens finira par rendre à la société cet être qui paraissait destiné à vivre si loin d'elle.

Si la médecine parvient un jour à éclairer l'éducation d'une manière plus étendue qu'elle ne l'a fait jusqu'à présent, il faut espérer qu'elle ne se bornera plus à quelques considérations générales sur ce qui convient ou ne convient pas à l'estomac, à la poitrine, au système musculaire des enfans ; mais qu'elle s'occupera un peu au long de chacun de leurs sens. Les soins particuliers qu'exigent, dans les premières années de la vie, ces organes importans, source unique de nos jouissances, de nos connaissances et de nos idées, ne sont ni appréciés ni connus. On doit sans doute, à ce défaut de connaissances, la multiplicité inquiétante et toujours croissante des vues myopes, comme aussi la plûpart des surdités dites de naissance.

Le docteur Willich a présenté dans cet ouvrage quelques vues assez judicieuses sur la cause de cette première affection, et il la trouve dans l'étroitesse de nos appartemens. Je ne doute point qu'il n'ait signalé là une des principales causes ; mais il en est encore d'autres, entre lesquelles je citerai sur-tout l'instruction trop précoce que l'on donne aux enfans, en les exerçant à la lecture, dans un âge trop tendre. On sait que le travail du cabinet rend la vue courte ; et l'on peut s'en convaincre par l'observation des hommes de lettres, qui sont pour la plûpart atteints de cette incommodité. Or, si une application constante à la lecture et à écrire peut, dans un âge consistant, occasionner ou augmenter la myopie, on conçoit aisément que cette même cause doit agir bien plus efficacement, dans un âge où es organes, plus flexibes, sont plus suscept b es d'être défectueusement modifiés par les effets de l'habitude.

K k

Il faut attribuer à une cause totalement opposée, mais qui dérive pourtant de la même ignorance où l'on est sur les soins que l'on doit donner aux sens, la plûpart des cas de surdité dite de naissance. Il résulte d'un grand nombre d'observations que j'ai faites sur nos jeunes Sourds-muets, et des renseignemens qui m'ont été fournis par leur famille, que plusieurs d'entr'eux ont donné, dans leur première enfance des signes d'une audition plus ou moins obscure, et qu'en suite cette faculté a été de plus en plus s'affaiblissant avec l'âge. J'ai éprouvé néanmoins par des expériences acoustiques auxquelles je les ai plusieurs fois soumis, que cette sensibilité obtuse du nerf auditif ne s'était point entièrement éteinte et qu'elle était même susceptible d'acquérir du développement. Ces données principales, jointes à d'autres qu'il serait déplacé de détailler ici, m'ont convaincu que très-souvent la prétendue surdite de naissance n'était qu'une simple faiblesse de l'organe, une dureté de l'ouie, proprement dite, qui ne permettait pas à l'enfant de saisir les modifications du langage parlé, mais qui se fût prêtée au contraire à la perception des sons, si on avait eu soin de faire pour cet enfant ce qu'on fait ordinairement pour le vieillard qui a l'oreille dure : lui parler haut et lentement. Ce moyen eût suffi, non-seulement pour lui apprendre à parler, mais encore pour développer la sensibilité de l'ouie. Un attention non moins essentielle dans ces sortes de cas, est de ne souffrir aucun moyen de communication, entre l'enfant et les personnes qui le soignent, autre que celui du langage parlé : sans cette condition le premier moyen devient nul; et l'enfant, rebuté des efforts d'attention qu'il est obligé d'employer pour parler ou pour écouter, finit par se créer un langage d'action ou des signes manuels, avec lesquels il exprime tous ses besoins. Une fois ce moyen trouvé et toléré, l'oreille perd sa sensibilité, le larynx sa mobilité; et l'enfant reste à jamais sourd-muet.

(7) PAGE 36. On trouve ici, comme dans plusieurs autres endroits de cet ouvrage, une vérité de fait expliquée par une hypothèse des plus hasardées. Heureusement que dans ces cas la théorie n'est donnée que comme l'explication des faits, et non les faits comme des déductions de la théorie ; ce qui expose ordinairement ceux-là à être tronqués ou altérés. Cette considération nous a dispensés de nous arrêter sur chacune des vues théoriques de l'auteur ; et nous nous sommes seulement permis de discuter quelques unes de celles qui nous ont paru le plus en désaccord avec nos connaissances physiologiques actuelles. Ceci s'applique surtout à ce que dit l'auteur, sur la manière d'agir des laxatifs. On ne conçoit pas comment deux onces de manne, par exemple, peuvent avoir une action mécanique sur le mucus intestinal. Cette explication pourrait tout au plus suffire pour rendre raison de la manière d'agir des lavemens simples, qui paraissent, en raison de la quantité du liquide, servir de véhicule aux matières amassées dans les gros intestins. Mais il n'en peut être de même des laxatifs, qui ne sont point donnés en assez grande quantité pour effectuer ce délayement mécanique. On ne connaît pas encore le mode d'action de cette sorte de purgatifs. Quelques auteurs de matière médicale ont dit qu'ils agissaient comme les substances indigestes, et qu'ils purgeaient en donnant une véritable indigestion. On voit que c'est reculer la difficulté et non la résoudre. Je pense que les laxatifs, ne diffèrent des purgatifs proprement dits que par le moins d'énergie de leur qualité stimulante. La manne, qui paraît être, de toutes ces substances la plus essensiellement laxative,

possède cependant une certaine propriété irritante ; puisquelle excite souvent la contraction de l'estomac et provoque le vomissement.

(8) PAGE 39. La température de l'air atmosphérique , et de l'eau pour les bains étant toujours indiquée dans le courant de cet ouvrage, d'après le thermomètre de Farenheit , nous avons cru nécessaire d'établir ici un tableau comparatif entre la graduation de ce thermomètre et celle de l'echelle de Réaumur. Nous nous sommes bornés à établir les rapports des degrés compris entre la température de la glace et celle de l'eau bouillante, et à présenter seulement une proportion approximative des nombres décimaux du thermomètre de Farenheit avec leurs correspondants de celui de Reaumur.

THERMOMETRE DE FARENHEIT.	THERMOMETRE DE RÉAUMUR.
32.degrés équivalent à	0 (glace.)
40. . . . . à	4
50. . . . . à	9
60. . . . . à	13
70. . . . . à	17
80. . . . . à	22
90. . . . . à	27
100. . . . . à	31
110. . . . . à	35
120. . . . . à	39
130. . . . . à	43
140. . . . . à	48
150. . . . . à	53
160. . . . . à	57

(9) Page 41. L'usage des bains froids dans la plus tendre enfance , et souvent même dans les premiers mois de la vie, est véritablement une pratique pernicieuse. La nature emploie la chaleur pour le développement de tous les germes, tant végétaux qu'animaux. La chaleur du printemps appliquée aux premiers , celle de l'incubation et de la gestation employée pour les seconds , les moyens calorifiques que tous les animaux à sang chaud déploient envers leurs petits; tout annonce que l'intention de la nature est formelle à cet égard , et que c'est être en contravention avec ses lois que de vouloir exposer à l'action d'un froid vif et pénétrant le plus frêle et le plus sensible des animaux. On s'appuie, en faveur de l'usage du bain froid , sur la coutume des anciens qui y plongeaient leurs enfans aussitôt qu'ils avaient vu le jour. Mais cette pratique était moins employée comme un moyen diététique, que comme une sorte d'épreuve d'où ne sortaient sains et saufs que les enfans qu'ils avaient intérêt de conserver, c'est-à-dire, ceux qui naissaient avec une constitution robuste. Mais chez nous, où l'on n'a pas seulement besoin d'hommes athlétiques , comme chez ces nations belliqueuses, on doit rejetter une méthode qni n'est avantageuse qu'aux enfans vigoureux , et qui nuit essentiellement à ceux qui naissent faibles et délicats ; constitution peut-être préférable à la pre-

mière, tant sous le rapport de la viabilité que sous celui de la supériorité morale dont elle est l'indice. Car on a souvent remarqué que les enfans nés avec cette débilité apparente résistaient mieux que les autres aux maladies de l'enfance, et sur-tout aux orages de la dentition ; et que d'un autre côté, c'était assez souvent là le mode d'organisation primitive des grands hommes, des génies transcendans : *Mallebranche, Rousseau, Voltaire*, etc.

(10) PAGE 64. Cette restauration des forces que peuvent acquérir les vieillards et les gens faibles, en couchant avec des jeunes personnes, est un de ces intéressans phénomènes de la vitalité animale qui ne se ratachent à aucune de ses lois connues, et qui tiennent sans doute à un ordre de choses dont la découverte est réservée à des temps plus éloignés et à une nouvelle branche d'observations et d'expériences. L'auteur attribue cette étonnante réparation des forces, aux effets de l'imagination ; ce qui est, ce me semble, accorder un peu trop d'influence à une faculté qui se ressent la première des effets destructifs de l'âge, et qui se trouve entièrement éteinte chez les vieillards. Mais ce qui milite encore plus contre l'opinion du docteur Willich, c'est qu'en même temps que ce procédé restaure le vieillard, il agit en sens contraire sur les jeunes compagnes ou compagnons de sa couc.. On peut rapprocher de ce fait un autre qui est beaucoup moins rare. On sait que les bouchers, quoique naturellement sobres, et se nourissant très-peu de viandes, ont généralement un embonpoint succulent, et un air de fraîcheur et de jeunesse qu'ils conservent très-long-temps. Je pourrais citer quelques autres faits de cette nature et qui ne seraient pas plus que ceux ci suceptibles d'explication satisfaisante. Je crois qu'on pourra un jour s'en rendre raison, et découvrir, en même temps, une source

féconde de phénomènes p^lns intéressans encore, en se proposant pour but de ses recherches de déterminer *quels sont les rapports respectifs et les influences réciproques qui existent entre les corps organisés et particulièrement entre les individus de la même espèce.* La loi générale de l'attraction lie entr'eux les corps bruts et les rend, en quelque sorte, dépendans les uns des autres. Combien d'après cela doit nous paraître grand et compliqué le *système de co-rélation* qui unit les corps vivans et animés, et établit entr'eux une réciprocité d'influences, d'actions, de réactions, dont nous n'avons jusqu'à présent peut-être saisi que les plus grossières et les moins importantes ?

(11) Page 70. Autant un exercice soutenu et des plus actifs provoque, chez les jeunes gens, l'augmentation des forces et le développement des organes, autant de longues et pénibles fatigues nuisent à leur santé et à leur accroissement. Il n'appartient qu'à ceux qui jouissent d'une santé des plus robustes, de supporter sans préjudice un pareil genre de vie. Les fâcheux effets qui en résultent se trouvent répartis sur tous les systêmes de l'économie animale, mais plus particulièremnet sur le systême osseux, les organes de la respiration et les traits de la figure. Si jamais il fut une occasion de vérifier par des faits comparatifs la vérité de cette assertion, c'est sans contredit dans la dernière guerre, qui ne peut trouver sa pareille dans les fastes de l'art militaire, sous le rapport de sa continuité et de l'activité meurtrière de ses opérations. Tout le monde sait que la plus grande partie de ces invincibles soldats qui l'ont soutenue pendant dix ans, n'était composée que de jeunes gens, la plûpart étrangers aux grandes fatigues du corps, élevés dans les atteliers, ou dans les collèges, ou au milieu des paisibles travaux de la campagne. Aussi avons-nous eu occasion de véri-

fier les suites fâcheuses de cette glorieuse mais pénible vie,
sur la charpente osseuse, l'état de la poitrine, et des traits
de la physionomie. Jamais on n'avait vu dans les hôpitaux militaires, sur un nombre proportionnel de malades, le système osseux, et sur-tout les régions articu-
laires, être affectées d'autant de maladies chroniques et
spontanées, telles que les tumeurs blanches de l'article, les caries des têtes des os, les luxations consécu-
tives, les dépôts par congestion à la suite de la suppuration des vertèbres; toutes maladies à peine connues autre
fois, s'il faut en juger par le peu de mention qu'en ont
fait les anciens observateurs. Ces affections ont dû être
les suites inévitables des fatigues qu'à éprouvé le sys-
teme osseux dans un temps où sa consolidation n'est point
encore parfaite. L'anatomie démontre que jusqu'à l'âge
de 20 ans, et même au-delà, les extrêmités des os ne
tiennent à leur corps que par une sorte de soudure carti-
lagineuse qui nuit à la solidité du levier, mais qui facilite son accroissement en longueur; but principal que
s'est proposé la nature dans cette admirable disposition.
A ces affections des os a contribué encore l'atteinte
portée sur les parties blanches fibreuses, par les fluxions
rhumatismales, devenues si fréquentes par suite de nos
campagnes d'hiver.

C'est à cette dernière cause, et à l'influence des vicissitudes atmosphériques de toutes les saisons, auxquelles les troupes ont été plus exposées que dans
aucune autre guerre, qu'il faut attribuer les ravages
étonnans de la phtlysie pulmonaire. Je puis assurer qu'à
l'exception des temps où régnaient dans les hôpitaux des
maladies épidemiques, les deux tiers de ceux qui y
mouraient, et dont on faisait l'ouverture, périssaient
par suite d'engorgemens ou ulcérations de poumon évidemment mortelles.

Quant à ce qui concerne l'altération des traits de la face, chez les trop jeunes gens, par suite de rudes travaux du corps, il ne faut pas seulement se borner à la considérer comme une déformation désagréable et une suite nécessaire d'une vie trop fatigante; mais il faut l'envisager aussi comme l'indice d'une grande déperdition des forces de la jeunesse. J'ai été souvent étonné de voir dans nos hôpitaux militaires des hommes à qui à leurs billets d'entrée ne donnaient que vingt ou vingt-cinq ans, lorsque leur figure have, leurs traits fortement prononcés, leur physionomie tout-à-fait vieillie, présentaient l'aspect d'un homme de 40 ou 50 ans. Si alors une maladie un peu grave se joignait à cette précoce vieillesse, rarement avait-elle une issue heureuse, sur-tout si dans les traitemens de ces sortes de cas on ne se pénétrait pas intimement de la nécessité de donner des alimens, plutôt que de prescrire des remèdes.

(12) Page 80. Les avantages qu'on retire journellement de la liqueur minérale anodine d'Hoffmann, dans les spasmes et autres affections nerveuses, ne s'accordent point avec ce que dit le docteur Willich des propriétés stimulantes de ce médicament. L'éther, qui en fait la base, le rend essentiellement calmant et anti-spasmodique et émousse la vertu excitante de l'esprit-de-vin qui entre aussi dans sa composition. Depuis quelques années son usage est devenu un peu moins général, parce qu'on a cru pouvoir y substituer avec avantage, l'éther sulfurique simple. Je pense cependant que la liqueur d'Hoffmann est préférable, d'après les effets comparatifs qu'a éprouvés de l'un et de l'autre de ces médicamens une personne à qui j'ai donné mes soins. Peut-être que cette supériorité d'action est due à l'action tonique de l'alkool; car il est prouvé que les anti-spasmodiques réussissent

d'autant mieux qu'ils se trouvent alliés aux substances toniques. Ainsi donc notre opinion diffère essentielle-lement de celle de l'auteur , et nous persistons à croire que la liqueur d'Hoffmann est un médicament précieux; surtout dans l'intérieur des grandes villes, où la trans-gression journalière des lois de la plus saine hygiène , et l'accroissement de plus en plus allarmant du luxe et de la mollesse , ont rendu si fréquentes les maladies nerveuses.

(13) PAGE 86. C'est se faire une idée peu exacte de la médecine et de la maladie que de regarder la première comme un art continuellement agissant , et la seconde comme un *mal qui ne peut être trop promptement éloi-gné* , selon l'expression du docteur Willich. Cette as-sertion n'est applicable qu'à un grand nombre de cas ; mais dans plusieurs autres maladies, non moins fréquentes peut-être , la médecine est essentiellement expectante. Telles sont 1º. celles qui , peu dangereuses par leur na-ture peuvent , sans inconvénient, être abandonnées à elles-mêmes : la fièvre éphémère, la fièvre inflammatoire simple , la jaunisse spasmodique , presque toutes les maladies périodiques sans fièvres ; 2º. celles dont la marche est telle que rien ne peut en interrompre le cours, dès qu'une fois l'invasion s'est effectuée : la petite vé-role et la plûpart des exanthèmes, 3º. celles dont l'in-curabilité est fondée sur l'expérience de tous les pays et de tous les temps ; le cancer ulcéré, la phthysie confir-mée , les anévrismes du cœur , la goutte ; etc. 4º. celles qui sont purement symptômatiques et appartiennent à une cause qui n'est point amovible : les hydropisies par engorgemeut des viscères, les paralysies par compres-sion de la moëlle épinière , la fièvre de lait ou de la dentition, les incommodités et accidens qui surviennent aux femmes, dans l'âge critique de la disparution des

menstrues ; etc. : 5°. et celles enfin qui peuvent-être regardées comme les terminaisons critiques de certaines maladies longues et opiniâtres du corps ou de l'esprit ; telles sont plusieurs fièvres aiguës, et certaines affections éruptives dans les cas d'hyponcodrie , de fièvres intermittentes rebelles, d'obstructions, de maladies cutanées chroniques , d'écrouelles et sur-tout de rachitis.

(14) Page 88. C'est par de pareils rapprochemens entre les effets mécaniques de l'action des corps bruts , et les phénomênes résultant des lois de la vitalité, que l'on a , pendant si long-temps , défiguré la science de l'économie vivante. Quoique maintenant on ait remplacé toutes ces théories fondées sur les lois de la nature morte, par des apperçus déduits de l'observation des phénomènes de la vie , et que cette nouvelle manière d'envisager l'organisation animale soit bien plus satisfaisante, on peut prédire que cette doctrine nouvelle fera des progrès très-lents et très-limités parmi les gens du monde. Pour eux les raisonnemens déduits des nouveaux principes des forces vitales, ne sont point assez palpables pour être goûtés. Ainsi, par exemple, tout ce qu'on pourrait dire de plus satisfaisant et de plus vrai, d'après nos connaissances actuelles , sur les effets de la saignée et des purgatifs, ne leur paraîtrait jamais aussi clair et aussi incontestable que ce raisonnement si justement persiflé par Molière. *Si la maladie résiste aux saignées , ce sera une preuve qu'elle n'est point dans le sang ; de même qu'elle n'est point dans les humeurs, si elle résiste aux purgations..*

(15) Page 91. De toutes les tentatives faites par des hommes aveugles et enthousiastes, dans le dessein de se guérir ou de se préserver des maladies , et de se soustraire aux ravages inévitables du temps, comme aux dété-

riorations de leurs organes , la transfusion est sans doute
la plus extravagante, et celle qui prouvera éternelle-
ment tout le danger du défaut de connaissances physiologiques, quand on se livre à de nouvelles vues de
médecine. Cette bizarre opération n'eût point été tentée,
si ceux qui en conçurent la première idée , avaient eu
quelques notions sur le renouvellement continuel qu'é-
prouve le sang par la continuité de nos pertes et de nos
réparations , et par les proportions, variables sans doute
dans chaque individu , qui existent entre les qualités
stimulantes du sang et l'excitabilité des vaisseaux qui le
charient. Mais ce qui paraîtrait véritablement étonnant,
si l'on ne connaissait le danger des demi-connaissances,
et la fausse application des découvertes trop récentes ;
c'est que ce moyen, qui se trouvait en contravention
avec les lois fondamentales de la circulation, fut dû entièrement à la découverte de celle-ci.

C'est là au reste une de ces aberrations très-ordinaires de
l'esprit humain, qui tiennent bien plus aux temps qu'aux
hommes; puisque ceux mêmes qui se font remarquer, dans
ces circonstances , par la sagacité de leur esprit et la
supériorité de leur génie , ne sont pas même exempts de
l'erreur commune. Ainsi Bâcon, qui fut le flambeau de
son siècle , et plus encore des temps qui l'ont suivi ,
préconisa la transfusion , et la regarda comme un grand
moyen de restauration pour l'économie animale.

On doit regretter vivement que les prmiers et
uniques essais de cette opération, chez les hommes ,
aient été entièrement perdus pour l'observation. Ce
qu'en ont laissé les auteurs contemporains se réduit
à un très-petit nombre de détails relatifs au peu de succès de cette expérience, considérée comme moyen de
guérison, ou de rajeunissement Si moins préoccupés de
cette chimérique espérance , les médecins de ces temps

avaient su en même-temps observer tous les effets étrangers à leur attente, ils auraient pu sans doute noter et
nous transmettre des faits bien extraordinaires, et qui
devaient nécessairement résulter du renouvellement total
et subit du premier et du plus essentiel des liquides, de
celui qui est la source de tous les autres, et l'agent principal des mouvemens du cœur et de tous les vaisseaux
rouges. Combien sur-tout devaient être curieux à observer
les changemens qui survenaient tout-à-coup, dans les
fonctions intellectuelles de l'homme dont le sang avait été
changé en celui d'un animal et dont les vaisseaux céré-
braux allaient repandant dans toute l'épaisseur de l'organe du sentiment, le sang d'un chevreuil ou d'un agneau.
Il est certain du moins que les opérations de l'esprit se res-
sentirent, chez quelques-uns, de cette étrange expérience
qui les fit tomber dans la manie ou l'idiotisme. L'observation détaillée de tous ces désordres tant physiques que
moraux, eut fourni peut-être une appréciation rigoureuse
de l'action respective du sang dans les productions des
phénomènes de l'économie. Mais tout cela fut perdu
pour la science physiologique. Et telle a été dans tous les
temps la marche de l'esprit humain fourvoyé dans l'espoir d'une grande découverte, que l'on n'a vu que les
faits qui s'y rapportaient directement; et que ceux qui se
ont présentés à côté de ceux-ci, quoique plus importans peut-être, quoique plus propres à changer la face des
sciences, ont été délaissés par inattention, ou écartés
par esprit de système.

(16) Page 99. Quoique les rapports établis par
Buffon entre la durée de l'accroissement et celle de la vie,
ne soient pas rigoureusement exacts lorsqu'on soumet au
même calcul toutes les espèces d'animaux; cependant
appliqué à un grand nombre d'entr'elles, ce principe offre

des résultats assez conformes ; et l'on **trouve**, **en effet**,
que le nombre des mois ou des années, nécessaires au
temps de l'accroissement, donne, multiplié par 6 ou 7, la
durée ordinaire de leur vie. Mais ce rapport, même lorsqu'on le rencontre, n'existe véritablement que pour les
espèces, et non pour les individus. Il n'y a pas plus de
probabilité pour la longévité chez un individu qui a été
complettement développé à 18 ans, que chez celui qui
ne l'a été qu'à 25 ; au lieu que parmi les espèces, celle,
par exemple, où les individus ont acquis tout leur
accroissement après trois ans, doit offrir une vieillesse
plus précoce que celle ou le dévelloppement exige 5 ou
6 ans. Mais c'est sur-tout chez les hommes considérés
individuellement, que le rapport de la durée de la vie
avec le temps de l'accroissement devient entièrement,
fautif. L'espèce humaine est trop loin de l'état de
nature, pour que les résultats dépendans de son organisation primitive, puissent se présenter régulièrement
comme chez les autres animaux. Chez ceux-ci les différences de la vie, des maladies et de la mort sont une suite
naturelle de leur constitution spécifique ; chez l'homme
au contraire, il faut rapporter toutes les modifications
de sa santé et de son existence aux habitudes qu'il a contractées, aux besoins qu'il s'est crées, au séjour qu'il
s'est choisi, et aux travaux auxquels il s'est livré. Et
comment, au milieu de l'action complexe de tous ces
agens, établir, d'après le temps de son accroissement,
des données rigoureuses pour sa longévité ?

En supposant même qu'une longue vie fût le résultat
nécessaire d'un dévelopement tardif, est-il pour l'obtenir
quelque moyen qui soit praticable ? Je ne le crois point,
si ce n'est pour le dévelopement des facultés morales.
Mais en conseillant de retarder long-temps celui-ci,

l'auteur s'est étayé peut-être sur un raisonnement inexact. De ce qu'une instruction trop précoce est véritablement préjudiciable, il ne s'ensuit pas que l'on contribue à assurer à l'individu une vie plus longue en retardant le développement de l'intelligence. En vain le ferait-on végéter jusqu'à l'âge de 20 ou de 25 ans, dans un état d'enfance prolongée ; jamais on ne pourrait parvenir à accroître la durée de la vie dans les proportions de cette longue durée du premier âge. L'idiotisme, qui est, sous ce même rapport, une enfance longue et interminable, n'est point la garantie d'une longue vie ; l'observation démontre au contraire que ceux qui en sont atteints ne parviennent jamais à un âge avancé. Ils meurent même assez jeunes, soit à la suite de convulsions, soit dans un état de stupeur de la sensibilité. C'est que les affections de l'ame influent sur la durée de la vie, qu'elles consument rapidement quand elles sont exaltées, qu'elles entretiennent lorsqu'elles sont modérées, et qui s'évanouit dans les cas où elles sont inactives ou impuissantes.

(17) PAGE 106. L'auteur paraît avec raison désirer que l'on apporte quelques modifications à l'emploi des moyens perturbateurs usités en Angleterre dans les cas d'asphixie, et dont un sur-tout doit être plus nuisible qu'utile. Il semble, en effet, qu'en recommandant la commotion électrique, la Société Royale de Londres n'a point assez distingué les moyens véritablement excitans d'avec ceux qui ne sont tels que dans un instant inappréciable, et qui aussitôt agissent comme de véritables stupéfians. Telle est la commotion électrique. On trouve dans l'emploi de l'électricité un exemple de ces deux manières d'agir des stimulans. Administré par étincelles, le fluide électrique est un excitant assez puissant, qui

réveille les forces vitales , et accélère sensiblement le pouls. Mais si ce fluide agit par commotion au moyen de la bouteille de Leyde , il étourdit subitement , jette le système nerveux dans la prostration, et tue à la manière de la foudre, quand ou le rend très-intense au moyen des batteries. J'ai soumis à cette expérience et à plusieurs reprises, un chien de lait. La décharge de la batterie , trop peu chargée pour le tuer , lui laissait à peine le temps de jetter un petit cri. Dès qu'il était frappé de l'étincelle , il tombait sans sentiment et sans mouvement , dans une véritable aphixie. Je remarquai que dans cet état, la respiration était éminemment affectée; elle était accélérée , à peine sensible , accompagnée de râle et d'une excrétion écumeuse par la bouche. Si cependant alors je présentais à l'extrémité du conducteur le museau de l'animal, à peine l'étincelle le frappait-elle, qu'il sortait de cet état léthargique en jettant des cris aigus. J'obtenais le même résultat revivifiant , mais plus lentement et sans aucun signe de douleur, en isolant le chien sur le tabouret , et en accumulant sur lui beaucoup de fluide électrique. On voit donc combien ce même principe diffère dans ces trois manières d'agir , et pourquoi elles ne doivent point être employées indistinctement.

(18) PAGE 114. Un des caractères les plus tranchés de l'espèce humaine est la faculté dont elle jouit de vivre de toutes sortes d'alimens , sur toutes les régions du globe , et au milieu de tous les genres d'occupation. L'animal a , si j'ose le dire , une patrie naturelle hors de laquelle il languit ou meurt , une classe d'alimens plus ou moins circonscrite au-de-là de laquelle il expire de besoin , une industrie innée qui se développe également ment chez tous les individus de la même espèce , mais qu'aucun d'eux ne peut perfectionner ni étendre , et une

sorte

sorte de langage qu'il n'a pas besoin d'apprendre, qu'il doit parler de quelque manière qu'il soit élevé , mais qu'il ne lui appartient point d'altérer ni de modifier. L'homme au contraire est né essentiellement indépendant : il peut choisir et changer son séjour , ses alimens , son industrie, ses goûts , son langage ; et l'habitude sanctionne tous les actes de sa volonté et de son inconstance. Au milieu de cette mobilité naturelle , l'espèce s'enrichit des acquisitions des individus ; et si l'assertion de la perfectibilité est un problème , ce n'est point assurément sous le rapport des progrès successifs de l'esprit humain , mais bien sous celui des changemens de la morale qui suit ordinairement une marche inverse.

(19) PAGE 117. Assez ordinairement l'enthousiasme qui suit les découvertes les plus brillantes , fait naître , sur l'utilité de leurs applications , des espérances beaucoup trop flatteuses et trop peu fondées. Dès que la chimie moderne eut aggrandi autant qu'embelli son domaine, par la connaissance des substances gazeuses les plus importantes, et des moyens ingénieux de les recueillir , de les mésurer, de les analyser et de les combiner , des médecins partagèrent l'espérance de nos chimistes modernes. Il leur parut que ces nouvelles acquisitions de la chimie , fourniraient à l'art de guérir une classe utile de médicamens aëriformes, dont l'usage , dans les maladies du poumon , serait d'autant plus sûr que l'application de ce remède serait immédiate. Je suis bien loin de blâmer les savantes expériences que l'on a faites sur cet important objet : seulement je dirai qu'en réfléchissant et sur la manière d'agir des médicamens pris à l'intérieur , et sur le mode particulier des fonctions du poumon , il m'a paru qu'on ne pouvait attendre de l'usage des gaz aucun succès bien marquant.

L l

Et dabord , c'est peut-être sans fondement qu'on se persuade que si nos médicamens ordinaires sont inefficaces dans la phthisie pulmonaire, c'est parce qu'ils ne peuvent être portés directement sur l'organe affecté. Il n'y a que très-peu de médicamens internes que nous puissions appliquer d'une manière immédiate : si l'on en excepte ceux que l'on emploie dans les maladies du tube alimentaire, ils agissent tous sur les antres organes par l'entremise de l'estomac , ou de la peau ; et cependant les médicamens ainsi employés ne restent pas sans action, soit que cette action s'opère par la voie de la circulation sanguine ou lymphatique, soit qu'elle s'effectue par l'excitement du système nerveux. Si elle est impuissante dans la phthisie confirmée, ce n'est pas parce que le poumon se trouve hors de cette sphère d'action , maisbien parceque le mal est au-dessus du remède.

A cet égard, les maladies des autres organes , même de ceux qui reçoivent l'action immédiate des médicamens , ne diffèrent en rien de celle du poumon , quand la suppuration s'est emparée de son parenchime. Que pourraient toutes les substances pharmaceutiques contre l'ulcération de l'estomac, du pancréas, du mésentère, etc? Il faut avouer que si l'on a vu quelque fois guérir des dépôts profonds du foie, que si les ouvertures cadavériques ont démontré des cicatrices résultant d'anciennes ulcérations de l'estomac , par suite d'empoisonnement, des glandes du mésentère desséchées, après avoir suppuré , on ne peut raisonnablement attribuer ces miraculeux effets d'une nature médicatrice à la faible action de nos remèdes, qui, appliqués à l'extérieur,et secondés des moyens chirurgicaux , ne peuvent souvent arrêter la suppuration du globe de l'œil , de la mammelle, des testicules.

Ce n'est donc point par défaut d'application que les

médicamens échouent dans le traitement de la suppuration pulmonaire. Supposons néanmoins, pour terminer l'examen de la question, que ce soit là la cause de leur inefficacité ; et voyons si les gaz peuvent agir d'une manière plus heureuse.

Il n'en est pas du poumon comme de l'estomac dans lequel on peut introduire une foule de substances qui n'ont aucun rapport avec les fonctions digestives. Ce premier organe souffre essentiellement de toute autre introduction que celle de l'air atmosphérique ; et telle est sa sensibilité même à l'égard de cet air , qu'il ne peut recevoir que dans un état de mélange les deux gaz principaux qui entrent dans sa composition. L'inspiration du gaz azote est suivie d'asphixie , celle du gaz oxigène, de l'inflammation des poumons , ainsi que le prouvent les expériences du D. Dumas. (a) Cependant de tous les gaz connus, il n'en est aucun qui puisse être respiré comme ce dernier, tout funeste qu'il est par ses qualités stimulantes. Tous, hormis celui-ci , deviennent suffocans , après un petit nombre d'inspirations. Puisque le gaz oxigène est le seul respirable , tout se réduit donc à l'emploi de celui-ci , et avec la précaution indispensable de le mélanger avec d'autres gaz qui en mitigent l'activité ; ce qui, se réduit en somme à imiter l'opération de la nature , qui en plongeant les animaux dans cet aliment aërien, a tout arrangé de manière qu'il fût, sans cesse et par-tout, mélangé, dans les mêmes proportions, avec beaucoup de gaz azote, un peu d'acide carbonique et sansdoute aussi avec une foule d'émanations bienfaisantes, qui coopèrent plus à l'entretien de la vie, que ne peuvent lui nuire ces prétendus miasmes dans

____

(a) Essai sur la phthisie pulmonaire, par Reid , traduit de l'anglais. Note première.

L l 2

lesquels nous allons cherchant les causes de nos maladies , quand nous ne savons plus où les trouver.

(20) PAGE 123. C'est une des plus admirables dispositions de la nature que cette réciprocité d'influence et
d'utilité , qui existe entre les animaux et les végétaux.
Dès l'antiquité la plus reculée on avait soupçonné les rapports qui les liaient les uns aux autres ; mais c'était à la
chimie moderne qu'était réservée la gloire d'apprécier
l'étendue et la nature de cette immense co-rélation. Ainsi
ces deu x grandes classes d'êtres vivent l'une par l'autre,
e rendent avec profusion la nourriture qu'elles s'em-
pruntent réciproquement , et qui , destinée à entretenir
la vie chez celle qui la reçoit , contribuerait à l'éteindre
chez celle qui la fournit, si elle ne s'en délivrait régulièrement. La destruction des individus, tant végétaux qu'a-
nimaux concourt à l'exécution de cette même loi, et les
espèces s e perpétuent par suite de ces décompositions individuelles. Quest-ce donc qu'un être isolé considéré sur
ce théâtre mobile et universel des corps vivans ? un infiniment petit qui pour concourir au but de la nature, doit
vivre un instant , se reproduire et mourir.

(21) PAGE 133. On ignore entièrement à quelle cause
tient la salubrité des grandes villes : il est certain du
moins , qu'en général , les maladies épidémiques y sont
moins fréquentes que dans les campagnes ; et que com-
parées à celles-ci , même hors du temps où elles sont
affligées d'épidémies, la mortalité y est moins grande.
Que les cheminées y contribuent, ainsi que le pense le
docteur Willich , c'est ce que l'on ne peut assurer ;
mais on peut du moins attribuer avec plus de probabilité le même effet à trois causes plus puissantes et qu'on
ne rencontre point dans les villages, les hameaux et les
petites villes ; 1°. l'activité de la police, qui préside à

l'entretien de la propreté publique ; 2°. l'alignement , la longueur et la disposition favorable des rues , qui donnent lieu à de grands courans d'air ; 3°. le voisinage d'une grande rivière, sur les bords ou non loin de laquelle, sont toujours bâties les grandes villes, et qui doit être considérée comme la disposition plus favorable au renouvellement continuel de l'air atmosphérique.

(22) PAGE 137. On doit à la chimie moderne un nouveau moyen de purifier l'air, qui a l'avantage d'être aussi facile que peu coûteux. Il consiste à dégager du gaz acide muriatique, dans les lieux infectés, après qu'on en a momentanément fait sortir toutes les personnes qui s'y trouvent. C'est en versant de l'acide sulfurique sur du sel marin qu'on obtient cette substance gazeuse, dont l'effet le plus constaté est d'absorber avec avidité les effluves odorants animaux ou végétaux contenus dans l'air atmosphérique. Ce procédé a été employé dans le courant de la guerre qui vient de finir pour désinfecter l'air des hôpitaux militaires. Cependant on n'en a retiré aucun avantage contre les ravages des fièvres épidémiques ou contagieuses qui y ont régné à diverses époques. On en a , dit-on, obtenu plus de succès, dans l'épidémie terrible qui, en 1799 et 1800, a dépeuplé une partie de l'Espagne, sous le nom de *fièvre jaune*. Des gens de l'art assurent encore que ce même moyen n'a pas été sans avantage, pour détruire dans les grands hôpitaux, cette cause inconnue qui , secondée d'une température chaude et humide , frappe successivement toutes les plaies d'une gangrène humide.

Ainsi nos notions sur les effets de ce procédé purificateur sont encore bien incomplètes. On peut néanmoins en conclure qu'il n'est point à rejetter, et qu'il doit même être employé toutes les fois que les circonstances ne permettent pas de faire usage du premier et du plus infaillible de tous : *le renouvellement complet de l'air*. En effet, nous connaissons trop peu encore les différentes altérations de l'air respirable, pour ne pas sentir que le plus sûr moyen de les neutraliser, est de changer la masse entière d'un air aussi vicié. Malheureusement il est assez difficile d'opérer ce renouvellement d'une manière complette. Nos ventilateurs les mieux inventés, les courans d'air les mieux établis, ne peuvent l'effectuer qu'incomplettement, et à-peu-près de la même manière que se renouvelle l'eau d'un grand bassin à travers lequel passe une eau courante; c'est-à-dire, très-lentement et très-imparfaitement.

Une des causes qui s'opposent le plus au renouvellement d'un air ainsi encaissé dans nos appartemens, est la différence de pésanteur spécifique propre à chacun des gaz qui peuvent se mêler avec l'air. Le gaz acide carbonique, occupe les parties les plus basses, le gaz hydrogène se tient dans les parties les plus hautes; ce qui porte à croire que les substances gazeuses délétères, encore inconnues, ayant aussi différens degrés de pésanteurs doivent occuper de même, des hauteurs différentes, dans une masse donnée d'air atmosphèrique; et qu'enconséquence les courans d'air ne peuvent entraîner que ceux de ces gaz qui se trouvent sur leur trajet, ou dans le voisinage.

Un autre obstacle, non moins invincible mais plus constaté, est la propriété qu'a l'air atmosphèrique d'adhérer à presque tous les corps solides. Nos tapisseries, nos vêtemens, nos meubles même les plus compactes, sont revêtus d'une couche d'air qui s'en détache difficilement d'une manière spontanée. On peut s'en convaincre en prenant un de ces corps, et le plongeant dans l'eau. Il s'élève à la surface une plus ou moindre grande quantité de petites bulles, et dont quelques-une s ne se montrent qu'après un certain temps; il en est même qui restent adhérentes au corps solide, et qu'on trouve encore toutes formées à sa surface lorsqu'on le retire de l'eau. Ce sont sur-tout les substances spongieuses, poreuses, perméables, comme les étoffes de laine, les matelats, les sièges rembourrés, qui possèdent cette funeste propriété d'enfermer l'air dans leurs interstices. Non-seulement ici les ventilateurs deviennent impuissans, mais le renouvellement d'air, aussi complet qu'on peut l'obtenir, en tenant pendant long-temps la pièce infectée, ouverte à tous les vents, doit être encore insuffisant. Alors, si le danger n'est point assez redoutable pour commander le sacrifice de tout l'ameublement, et le blanchiment des murs avec de la chaux (ce qui est le plus sûr), on peut employer avec confiance les vaporisations de l'acide muriatique, comme les plus propres à neutraliser les miasmes inhérens aux corps infectés.

(23) PAGE 142. On ne peut douter de l'altération nuisible qu'éprouve l'air atmophérique des appartemens, lorsqu'il s'y opère sans cesse une combustion de substances huileuses ou graisseuses : mais il ne faut pas en juger d'après la preuve indiqué par l'auteur. L'action de l'air sur les poumons ne peut aucunement se mésurer par celle qu'éprouvent de sa part, les corps inanimés. Tel gaz ne laisse sur la plùpart de ceux-ci aucune trace de son action, qui détruit, dès les premières inspirations, les forces de l'organe pulmonaire, et occasionne une asphyxie mortelle ; tandis que, d'un autre côté l'air le plus pur et le plus apte à la respiration, oxide profondément les métaux, pour peu qu'il soit

humide , et décompose les substances animales , pourvu qu'il contienne un certaine quantité de calorique.

Il ne faut donc point décider de la salubrité de l'air par ses effets sur les corps bruts. Quelques-uns de ceux-ci , il est vrai , nous donnent chacun en particulier, la mesure de ses propriétés physiques et chimiques , telles que sa chaleur, sa pesanteur, son humidité , la quantité proportionnelle de l'oxigène, de l'azote et de l'acide carbonique , mais ils ne nous fournissent aucune notion sur ses propriétés les plus délétères. L'analyse chimique n'a pu découvrir aucune différence sensible entre un air infect, recueilli dans les rues les plus étroites et les plus insalubres , et une même quantité d'air prise dans la campagne. On est encore moins avancé sur la nature de cette vapeur méphitique qui se dégage dans les vuidanges des fosses d'aisance, laquelle est promptement mortelle, et peut encore attaquer par contagion ceux qui se courent , même en plein air, les personnes asphixiées.

Ce défaut de connaissances est inhérent à la nature des choses. On peut prédire en toute sûreté que jamais les sciences physiques ne pourront nous éclairer beaucoup dans cette importante matière, parce que les phénomènes de la vie échapperont toujours à nos calculs scientifiques, et que l'observation sera à jamais le seul et unique moyen de les déterminer d'une manière approximative.

(24) PAGE 140. Quand on examine avec attention cette partie de la médecine qui traite de la cause de nos maladies , on ne peut s'empêcher d'avouer qu'elle porte sur des fondemens très-peu solides ou sur des assertions physiologiques des plus hasardées. Ainsi, par exemple , l'une des causes que l'on regarde comme la plus générale et la plus fréquente, est assurément une des moins prouvées. Je veux parler des prétendus dérangemens de la transpi-

ration insensible. Cette fonction joue un rôle important dans l'économie animale, et, comme tous les autres, elle doit véritablement éprouver des changemens plus ou moins funestes à la santé. Mais quels sont ces changemens, et quelles sont les causes et les résultats de ceux-ci? c'est ce qu'on ignore complettement. Le mot de *transpiration insensible*, donne assez la mesure de nos connoissances sur cette fonction. Comment, en effet, si elle ne peut tomber sur nos sens, a-t-on pu parler de sa *diminution*, *de sa suppression*, *de sa répercussion*, avec autant d'assurance que si l'on avait visiblement observé ces différentes variations? Sans doute il est des moyens d'exploration à la faveur desquels nous pourrions apprécier quelques-uns des changemens qu'éprouve la transpiration, quoiqu'ils ne passent tomber sous nos sens. On pourrait, en répétant les expériences de Sanctorius déterminer ce que nous perdons par elle dans les différens temps de la journée, sa *suppression* ou son *augmentation*, dans les diverses maladies; mais jamais l'absoption de l'humeur transpirée par les pores cutanés, telle que l'admet notre auteur, à l'exemple de tant d'autres, ne pourra être constatée d'une manière satisfaisante. On pourrait même regarder la possibilité de cette absorption comme très-douteuse, parce qu'elle est trop peu conforme aux lois de l'économie animale. Il n'y a pas d'exemple qu'une humeur *excrétée*, (je ne dis pas *sécrétée*,) puisse être repompée par les mêmes vaisseaux qui l'ont, en quelque sorte, rejettée.

La transpiration *supprimée* paraît plus admissible que la transpiration *répercutée*; mais les effets de cette suppression comme *causes de maladies*, ne sont ni mieux prouvés, ni plus probables que ceux que l'on a dit résulter de sa *répercussion*. Il semble même que s'il est

une fonction qui puisse impunément être momentanément arrêtée, c'est celle de la peau, parce qu'elle est, plus
qu'aucune autre, de nature à être suppléé. L'humeur te-
nace et aqueuse qui est excrétée par elle , peut l'être
par les intestins et par les reins : ainsi une augmentation dans la sécrétion de l'urine ou du flux intestinal ,
peut remplacer entièrement l'humeur cutanée ; ou, pour
mieux dire , c'est elle qui constitue ce surcroît des
deux premières sécrétions. Il n'en est pas de même des
évacuations qni se font par les selles ou par les urines ;
aucune autre ne peut les remplacer en totalité. A la vérité
l'humeur séreuse qui y abonde peut prendre son cours
par les pores cutanés : mais les sels que charie l'urine,
les *fèces* qu'expulse le tube intestinal , ne peuvent s'é-
chapper par aucune autre voie.

Ainsi l'on voit que de ces trois grandes fonctions
excrétoires , celle de la transpiration est la seule qui
puisse être entièrement remplacée, et qu'en conséquence,
ses dérangemens doivent être beaucoup plus rarement
qu'on ne le croit , la cause de nos maladies.

L'opinion de l'auteur sur l'influeuce presque illimitée
de cette cause se reproduit dans toutes les pages de son
ouvrage. Nous nous sommes bornés à saisir l'occasion du
premier passage où il en est fait mention, pour exposer
nos doutes à ce sujet ; persuadés qu'on pourra aisément en faire l'application à tous les autres articles, où
les dérangemens de la transpiration jouent un rôle si actif.

(25) PAGE. 162. Nous pensons avec l'auteur que
dans l'emploi des moyens usités dans l'éducation physique des enfans , on doit tenir beaucoup de compte du
degré de répugnance ou de contentement qu'ils paraissent en éprouver. Considéré dans son enfance l'homme se
rapproche beaucoup des animaux; l'on sait que ceux-

ci ne sont dirigés dans le choix de leurs alimens et du genre de vie qui leur convient, que par certaines facultés instinctives qui les trompent rarement. De même les enfans en sont doués aussi jusqu'à un certain point ; trop près de la nature pour se soustraire à ses lois primordiales , ils obéissent à leur impulsion. C'est en vertu de ces facultés que l'enfant sait, dès qu'il es t né, prendre le mammellon et têter bien plus facilement qu'il ne le ferait à l'âge de 20 ans ; qu'il préfère le lait à toute autre nourriture ; qu'il le refuse souvent , lorsque celle qui le nourrit est redevenue grosse ; qu'il se montre passionément avide d'exercice et de mouvement ; qu'il pleure lorsqu'une coutume absurde le condamne, dans ses langes et dans un bereeau étroit, à une immobilité parfaite. etc. Dans l'enfant , tout est impulsion naturelle ; dans l'adulte , tout est éducation et habitude. L'on ne peut en conséquence donner trop d'attention aux actes d'appétence ou d'nversion qu'on observe chez le jeune enfant : il faut les regarder comme l'expression des volontésde la nature, qui veille d'autant plus soigneusement à la conservation de l'individu, que celui-ci se trouve hors d'état d'y pourvoir par lui-même.

Quant à l'application que fait l'auteur de cette vérité à l'examen des bains froids , nous pensons comme lui , et notre opinion se trouve motivée dans la note neuvième.

(26) Page 174. Lorsqu'une contrée est habituellement et exclusivement affligée d'une maladie inconnue dans les autres pays, il faut nécessairement en'recherch r la cause dans les circonstances particulières et nationales au milieu desquelles se trouvent exclusivement placés les habitans de ce pays. Cependant, quoique ce procédé soit le plus propre à nous éclairer, il s'en faut de beaucoup qu'il conduise infailliblement à la vérité ,

par la raison que les circonstances dont nous venons de
parler sont aussi nombreuses que diversifiées. Chaque
contrée, en effet, diffère des autres, d'une manière plus
ou moins sensible, par sa situation topographique, l'état
de son atmosphère, les mœurs, et la constitution de
ses habitans. Comment, au milieu de ces différences essentielles et diverses, déterminer celle à laquelle il faut
rapporter la maladie endémique? Ceci s'applique sur-tout
à la *pliquepolonaise*, maladie endémique dans la Polo-
gne, à laquelle il est impossible d'assigner une cause
plus ou moins probable, quoique notre auteur ait cru
la trouver dans l'usage des bonnets fourrés. Pour que
cette assertion eût quelque fondement, il faudrait que
ces sortes de coëffures fussent seulement usitées en Polo-
gne, et ne fussent pas, comme elles le sont généralement,
répandues dans beaucoup de pays froids, où la même
maladie est inconnue. Encore serait-ce toujours une idée
très-hasardée que d'attribuer à une simple coïncidence,
une maladie aussi étrange et aussi peu connue.

(27) Page 181. On ne peut contester la plûpart des
avantages attribués par notre auteur à l'usage habituel
de la flanelle. Ce qu'il en dit surtout, d'après le docteur
Hufflaud, est fondé sur les principes d'une saine hygiène
et sur les résultats de l'expérience. Mais on ne peut
s'empêcher de reconnaître que l'auteur en a trop généralisé la prescription, et exagéré les avantages. Ce qu'il
avance sur la propriété de la flanelle de préserver des
miasmes contagieux, est contraire à l'expérience, autant
qu'au raisonnement. On sait que, de toutes les étoffes,
celles faites de laine sont les plus propres à s'imprégner
des exhalaisons animales, et à propager la contagion. Y
a-t-il quelque affinité entre ces effluves, et les subst   ces
animales? ou bien celles-ci ne les retiennent-ell

long-temps dans leur tissu qu'au moyen de l'air qui y est contenu et qui y adhére? c'est ce que l'on ne peut déterminer ; mais ce qui est certain , c'est que les étoffes de laine doivent , dans les maladies contagieuses , exciter particulièrement l'attention des personnes chargées d'en arrêter les progrès. Les histoires des fièvres de prisons , des maladies pestilentielles , de la peste elle-même, offrent nombre de faits qui déposent contre le danger des substances animales. Dans la peste qui ravagea Moscow et ses environs en 1771 , et qui enleva plus de cent trente trois mille personnes , la contagion se repandit à Kiowe par un manteau qui avait été acheté à Ko-seletz. Les plus grands ravages exercés à Moscow par l'épidémie , eurent lieu dans une grande manufacture d'étoffes pour les habillemens des soldats, et qui occupait trois mille individus.

Il n'existe aucune expérience comparative qui puisse faire croire que la flanelle ne partage point avec toutes les étoffes de laine la propriété de propager la contagion : aussi est-on autorisé à la regarder jusqu'à présent comme très-nuisible , lorsqu'il règne des maladies contagieuses. Cet inconvénient ne diminue aucunement les avantages qu'elle présente dans nombre de cas et dans ceux surtout des dispositions aux catarrhes , à la phthisie et surtout aux fluxions rhûmatismales. Une jeune dame de ma connaissance doit à son usage habituel la guérison d'une colique rhûmatismale qui durait depuis deux ans et qui l'avait réduite, par le dérangement des digestions, et les douleurs atroces dont elle était suivie, à un état très-voisin du marasme. Elle a fait faire avec cette étoffe, d'après le conseil et le plan que je lui en ai donné, une sorte de vêtement complet, composé d'une seule pièce, qui embrasse immédiatement les cuisses, le ventre et la poitrine. C'est une espèce de pantalon formant gilet par sa ceinture. Une des observations les plus importantes que m'ait fourni l'emploi de ce vêtement, c'est que malgré l'activité qu'il imprime à la transpiration, il ne se salit que très-difficilement, et après quelque mois, pendant que la chemise et tous les linges superposés, s'imprègnent promptement de l humeur transpirée.

(28) PAGE 191. Voici encore une de ces aberrations de jugement qui font prendre à l'auteur comme causes d'une maladie, certaines circonstances qui n'ont d'autre rapport avec elle que de la précéder immédiatement. Quoiqu'on ne puisse regarder comme sans inconvénient l'habitude que ce colonel avait fait prendre à ses soldats, de serrer leur col plus qu'à l'ordinaire, il est difficile de croire qu'elle ait pu être la cause d'obstructions et de maladies cutanées; et qu'elle ait mis en moins d'un mois, hors de service, plus de la moitié du régiment : l'exemple comparatif de l'état des autres troupes ne donne aucune vraisemblance à cette assertion. Ce que l'auteur ajoute, d'après l'opinion de Fothergill, sur le danger de l'apoplexie, par suite de cette même constriction du cou, présente quelques degrés de plus de probabilité. On sait, en effet, que cette maladie foudroyante arrive souvent, dans les momens même où, par l'effet d'une position inclinée de la tête ou d'un mouvement violent de colère, il se fait une dérivation ou une impulsion de sang vers le cerveau ; mais ces causes ne sont susceptibles de produire l'apoplexie, que lorsqu'on y est disposé naturellement par une exubérance générale du système sanguin. Dans la plûpart des cas, cette maladie est une véritable affection nerveuse où le système sanguin ne joue aucun rôle, et qui doit être intimément rapprochée des fièvres malignes. Tels sont les cas où elle attaque les personnes débilitées

par l'âge ou les chagrins ; ceux où elle a un début lent et accompagné de beaucoup de phénomènes, propres aux maladies, fébriles putrides et malignes et ceux encore où elle frappe un graud nombre d'individus dans le même temps, avec une apparence tout-à-fait épidémique.

(29) PAGE. 210. Le précepte que donne le docteur Willich de faire usage des végétaux acides à la suite des longues abstinences, est moins fondé sur l'expérience que sur un théorie qui a disparu avec la doctrine des altérations humorales. On croyait que les substances animales communiquaient à nos humeurs, les propriétés qu'elles possédaient elles-mêmes, et entr'autres celles de tendre manifestement à la putréfaction. Par la même raison, les végétaux acides furent regardés comme des alimens propres à donner à nos fluides une disposition contraire. Quisiqu'il en soit de ces vues théoriques et de celles qu'on leur a subtituées depuis, on peut décider d'après l'expérience journalière que les végétaux acides sont biens moins propre que les substances animales à réparer les forces après une longue abstinence.

Lesconditions requises dans ces cas, sont de donner beaucoup de matière nutritive, et peu de substance alimentaire, et de moins faire valoir l'action de l'estomac que celle des intestins. Les bouillons de viande, les consommés, les gelées animales peuvent, plus que toute autre préparation alimentaire, remplir cette double indication.

Il est certaines substances alimentaires qui ont le désavantage de nourrir très - faiblement, quoi qu'elles contiennent, à poids égal, plus de matière nutritive que d'autres qui sustentent beaucoup moins. Tels sont les bouillons, les consommés, et en général, tous les alimens peu consistans. Il faut que l'on sache, pour l'intelligence de cette proposition en quelque sorte paradoxale, que la digestion ne répare pas seulement les forces par ses produits, mais encore par le mécanisme de son travail. Cette opération centrale d'un des organes les plus importans de l'économie, communique à tous les autres un véritable excitement. Les effets subséquens de cette fonction sont d'autant plus intenses, qu'elle s'est exercée sur des substances dont le degré de résistance correspond davantage à la puissance de l'organe. Les personnes livrées à de rudes travaux pourront sentir mieux les autres la vérité de cette assertion physiologique. Elles savent qu'elles ne pourraient soutenir leur genre de vie, si elles se nourrissaient d'alimens délicats et de facile digestion. Il n'est personne qui n'ait éprouvé qu'un bouillon des plus succulens, appaise momentanément l'appétit sans le satisfaire ; et que le lait même, qui est une substance animale des plus riches en matière nutritive, ne nourrit qu'imparfaitement quand on mène une vie active. On ne peut trop appeller, sur ces importantes considérations, l'attention des gens du monde, des femmes sur-tout qui vivant dans l'aisance, composent leur table d'alimens beaucoup trop délicats et par-là même trop peu nourrissans. Je ne suis pas éloigné de croire que la langueur des forces gastriques et la débilité générale qui en resultent, doivent être une des principales causes de ces affections nerveuses connues vulgairement sous le nom de *vapeurs*, *attaques de nerfs*, etc. Une observation, qui n'est pas sans intérêt, et qui m'a confirmé dans cette idée, est que, parmi les femmes que j'ai vu être atteintes de ces affections, la plûpart éprouvaient dans la journée et surtout après le paroxisme nerveux, une sorte de vacuité d'estomac et un pressant besoin de manger. J'ai voulu plusieurs fois, dans ces cas, faire substituer des alimens plus consistans à ces mets

léger

légers et délicats , à ces gelées transparentes et autres
extraits alimentaires. Il est difficile de faire entendre
raison sur cette matière , et de persuader à une femme
chetive et délicate de se nourrir à la manière d'une
robuste bourgeoise. Sans doute le changement seraitdan-
gereux , s'il était brusque et inconsidéré ; mais si l'on
peut y arriver par degrés , si les forces gastriques , plutôt languissantes que perdues, ne s'y opposent point ,
on retirera un grand avantage de ce moyen.

(31) PAGE 221.On a observé, en effet, une sorte de férocité nationale, chezces peuples sauvages, ou peu policés
qui ne vivaient que de la chair des animaux; mais il ne s'ensuit pas que cette disposition morale soit le résultat d'une
nourriture animale. Je crois qu'il en faut chercher la
cause dans les habitudes qu'entraîne cette manière de
vivre. Un peuple qui se nourrit de la sorte, est obligé
de donner la chasse à tous les animaux et de mettre à
mort tous ceux qui tombent entre ses mains. Il vit sans
cesse au milieu de l'appareil de la guerre , du carnage :
il se familiarise avec l'aspect du sang, des cadavres , et
tous les phénomènes de la mort ; et il contracte par-là
une certaine férocité de caractère. Nous pouvons faire la
même observation dans le sein des sociétés les plus policées , chez les personnes qui par profession égorgent
les animaux que l'on sert sur nos tables. Si l'on compul-
sait avec soin l'histoire des assassinats juridiquement
connus , on verrait que le plus grand nombre a été
commis par des hommes que l'exercice de leur métier
avait accoutumé à donner de sang-froid la mort aux
animaux. On a pu faire sur-tout cette observation à l'é-
gard des meurtres révolutionnaires. C'est que dès qu'une
fois les liens de la morale sont rompus , il n'y a véritablement plus de différence , sous le rapport de la sen-

M m

sation , entre égorger un agneau et mettre à mort un ennemi.

(32) PAGE 229. La force et le courage dont sont doués les animaux carnivores, ne sont pas seulement le résultat de la nature de leurs alimens , mais ils appartiennent encore aux dispositions primordiales et à l'organisation particulière dont chaque espèce se trouve pourvue ; c'est ce que démontre l'étude approfondie de l'histoire des animaux, et sur-tout de l'anatomie comparée. C'est à cette branche de la science, cultivée et professée avec tant d'éclat par l'un des premiers savans de la capitale , à élever un monument éclatant à cette intelligence universelle, qui a présidé à l'organisation animale ; et qui l'a si admirablement modifiée dans chaque espèce selon le genre de vie qu'elle doit mener , le sol qu'elle doit habiter , les ennemis qu'elle a à combatre . On tombe dans une sorte de contemplation extatique, lorsqu'on voit que la nature a pourvu à toutes ces différences essentielles, avec les mêmes moyens, et avec le même type d'organisation. Sans nous écarter de notre objet , on trouve que ces animaux carnivores , obligés de vivre de rapines , de déchirer leur proie, réunissent dans leur système musculaire , deux propriétés entièrement opposées, mais qui leur étaient également indispensables pour pourvoir à leur subsistance , la force et l'agilité.

Si l'on ne se borne point à ces apperçus généraux et que, le scalpel à la main , on veuille scruter les détails de cette admirable correspondance entre les moyens et les besoins , on en trouve par-tout des traces plus ou moins sensibles. La mâchoire est une des parties où cette disposition est la plus marquée; c'est au point que l'examen de cet os suffit souvent à nos naturalistes pour les éclairer sur la manière de vivre de certains animaux, dont l'espèce a disparu depuis long-temps de dessus le globe , et dont on retrouve les ossemens en diverses contrées. On peut même jusqu'à un certain point prononcer d'après l'inspection de ces parties, survêcues à la destruction des individus, sur le degré de force musculaire dont ils étaient doués. Des os fortement déprimés par l'action des muscles, offrant des points d'insertions très-saillans, annoncent que la force musculaire devait être très-énergigue. Si les empreintes musculeuses sont de même très-profondes dans l'articulation de la mâchoire; si le point d'insersion des muscles élévateurs de ce levier osseux, est très-prononcé et plus ou moins éloigné du point d'appui, on peut assurer que l'animal auquel appartenait cette pièce osseuse était un animal carnivore, et sans doute l'effroi des habitations voisines.

(33) Page 230. Il n'est point prouvé que le poisson, lorsqu'il est mangé frais, soit de tous les alimens le moins sain et le moins nourissant Lors même que cette opinion serait fondée sur l'expérience. La raison que donne notre auteur ne serait point admissible, parce qu'elle découlerait d'un principe des moins fondés : savoir que les animaux servant à notre nourriture, peuvent communiquer à l'économie les propriétés des substances dont ils se sont nourris, ou au milieu desquelles ils vivaient. S'il en était ainsi, le cochon se nourrissant de saletés, dans une atmosphère fétide, les grenouilles vivant dans les marécages, les végéaux croissant dans le fumier, devraient être de véritables poisons pour l'espèce humaine.

(34) Page 241. On ne sait à quoi tient la différence qui existe sous le rapport de l'efficacité, entre le lait pris aussitôt qu'il est trait et celui que l'on ne prend que lorsqu'il a été refroidi Il est certain du moins que l'on retire beaucoup plus d'avantage de la première manière de le donner, lorsqu'on le prescrit dans les cas de marasme, de phthysie pulmonaire, de suppurations intérieures. Il est à croire que cette vapeur légère qui

s'exhale du lait , nouvellement trait contient quelques principes salutaires ou que la châleur, dont il est imprégné doit être comptée pour quelque chose dans la production des effets bienfaisans.

(35) PAGE. 243. Très-souvent notre auteur met en avant certains faits de médecine pratique dont on aimerait mieux lire la preuve quel'explication. Ce qu'il dit, par exemple, des avantages particuliers du lait de chèvre, dans les affections hystériques , aurait besoin d'être appuyé par l'expérience. Dans les cas même où elle déposerait en faveur de ce moyen , on ne voit pas pourquoi on en attribuerait les bous effets à sa qualité astringente. Certes, l'hystérie n'est point une de ces maladies que l'on puisse expliquer par les phénomènes mécaniques de constriction ou de relâchement : c'est une affection nerveuse des plus caractérisées, dont la cause appartient le plus souvent à une fausse direction des passions , à une aberration de la sensibilité, et le traitement, à la médecine morale, à la connaissance profonde du cœur et de l'esprit humain.

(36) PAGE 247. Il n'est pas besoin de recourir au mélange de quelque substance inconnue, introduite dans le lait pour rendre raison de la liqueur alkoolique qu'en retirent quelques peuples orientaux, et sur-tout les Tartares. La chimie moderne nous a dévoilé le secret de cette préparation : elle est le résultat de la fermentation d'une grande quantité de lait, à la faveur d'une température atmosphérique assez élevée. Celle de la Perse , de la Tartarie, favorise cette fermentation spontanée; et c'est, dit-on , du lait de leurs cavales , que les peuples de ces contrées retirent cette liqueur fermentée.

Il parait cependant que cette fermentation spiritueuse peut s'opérer sans grande difficulté au moyen de quelqu'autre procédé, puisqu'au rapport de Gmelin, elle est connue dans les pays froids. Nous devons même à un savant de ce contrées septentrionales, Nicolas Oserets-Kowski de Saint Pétersbourg, les premiers renseignemens sur le mode et les conditions de cette préparation vineuse. Voir le Journal de physique ; 1779.

(37). PAGE 252. Le docteur Willich exagère peut-être un peu l'impuissance des estomacs faibles, et la sobriété des bons estomacs, lorsqu'il défend les œufs au premiers, et qu'il les conseille aux seconds comme un aliment très-nourissant. Un œuf frais à la mouillette pour le personnes qui digèrent bien et qui sont en pleine santé ! Assurément la prescription n'est pas téméraire ; et je doute fort que, quelque nourrissans que soient les œufs, un seul, préparé surtout à la mouillette, pût nourrir, pendant deux heures, une personne bien portante et qui est douée d'un bon estomac. Il semble que cette modération devrait s'appliquer surtout aux gens faibles ou convalescens. Il est certain du moins, généralement parlant, que donnés modérément et préparés de même, les œufs peuvent être prescrits dans ces cas avec beaucoup d'avantage.

(38) PAGE 255. L'auteur décide ici des qualités moins salutaires des poissons qui vivent dans une eau stagnante, d'après une hypothèse des moins plausibles, et que nous avons combattue par quelques faits des plus connus, dans la note. 33e. Il est néanmoins possible que ces espèces de poissons soient moins bonnes que celles des eaux courantes: si cela était, il faudrait remonter à d'autres causes plus admissibles ; et s'il ne s'en présentait point, consigner les faits et rejetter toute théorie superflue.

(39) PAGE 281. On ne sait trop quelle est la distinction que l'auteur a voulu établir, au sujet du fruit du coignassier, par les deux dénominations de *coings de pomme* et de *coings de poire*. En botanique, du moins d'après le système de Linné, on ne connaît que le *pyrus cydonia*,

M m 3

placé sans variétés, dans le genre des pyrus. (*icosana... pentagynia*).

(40) P**age** 285. Le discredit actuel des fraises , comme remède anti-gouteux, est un des mille et un exemples de la légèreté des jugemens , en fait de matière médicale. Que, pendant l'usage d'une substance médicamenteuse ou alimentaire, on soit délivré d'une incommodité ou d'une maladie opiniâtre, on s'avise rarement d'aller chercher ailleurs la cause de sa guérison, et de l'attribuer à un travail spontanée de la part de la nature. Est-il beaucoup de médicamens spécifiques auxquels on ne puisse appliquer le même raisonnement ? Pour prononcer sur le degré de confiance qu'on doit leur accorder, un seul exemple de succès ne devrait être compté pour rien, lorsque surtout des tentatives ou des observations ultérieures viennent à démentir ces premiers résultats. Telle est l'idée qu'il faut se faire des qualités médicamenteuses des fraises , dont aucun fait, depuis la guérison de Linné, n'a confirmé la propriété anti-arthritique. Il est même des observations qui prouvent positivement qu'elles ne sont d'aucun avantage dans la cure ou la prophilactie des affections gouteuses. Au rapport de Cullen , on mange abondamment, pendant toute l'année, de ce fruit à Edimbourg; et cependant l'on y est aussi souvent et aussi cruellement tourmenté de la goutte, que dans les autres contrées, où l'on n'en fait aucun usage.

(41) P**age** 288. Ce chapitre sur les alimens solides est un de ceux qui contiennent le plus grand nombre de faits, mais qui ne méritent pas tous un égal degré de confiance. Pour en apprécier (autant que le permet l'étendue d'une note), pour en apprécier, dis je, la valeur respective, il faut établir entr'eux certaines distinctions ; et considérer séparément 1°. les faits hasardés , 2°. les faits non précisés, et 3°. ceux qui sont plus ou moin authentiques.

A. J'appelle *faits hasardés*, dans la matière qui nous occupe, tous ces phénomènes de l'économie animale que notre auteur, à l'exemple de beaucoup d'autres, attribue à tels ou à tels alimens, mais qui se montrent trop rarement ou trop long-temps après leur usage pour qu'on puisse raisonnablement regarder ces phénomènes comme le résultat de ces substauces nutritives. Il n'est que trop ordinaire en effet que l'on consigne comme fait général un simple phénomène individuel, et qui dépend entièrement de l'idiosyncrasie de la personne sur laquelle on l'observe. Il est encore bien vrai que l'homme le plus judicieux est toujours disposé à juger des autres par lui-même ; et cela est vrai pour les affections morales comme pour les phénomènes physiques. Par cette raison, l'auteur qui écrit sur les qualités des alimens, se prend le plus souvent pour centre unique de ses observations, et décide des effets généraux des substances alimentaires, par ceux qu'il en éprouve en particulier. On pourrait même d'après cela se livrer à un genre piquant de recherches, et décider, d'après le jugement de l'auteur, de ses goûts favoris, des maladies ou des indispositions qui lui sont propres, et de l'organe qui est chez lui le plus fort on le plus faible. En voyant, par exemple, que dans le cours de ce chapitre, presque tous les alimens y sont présentés comme plus ou moins flatulens, ne pourroit-on pas croire que notre auteur a certainement généralisé une observation individuelle ? Peut-on méconnaître encore le pays dans lequel ce livre a été fait, lorsqu'on vous représente le moindre écart dans le régime, une simple préférence pour tel ou tel aliment, comme causes inévitables d'ypochondrie, de mélancholie ? Ainsi quand ce n'est point sur soi seulement qu'un auteur recueille ses observations, c'est tout au plus sur ses amis ou ses compatriotes. Une fois sortie de là, la vérité devien hypothèse.

M m 4

J'écris sur le sol de Rome, répète sans cesse Baglivi, en consignant dans son ouvrage , d'excellens faits de médecine pratique. Il serait à desirer qu'en écrivant sur les propriétés des alimens, les auteurs d'hygiène imitassent ce judicieux avertissement , et déterminassent préalablement dans quelle contrée, en quel pays, auprès de quels convives, à quelle table, ils ont recueilli leurs observations. Si deux médecins également éclairés, et vivant, l'un , par exemple, à Paris, et l'autre aux pieds des Pyrénées, donnaient chacun un traité des alimens; il n'y a pas de doute que leurs ouvrages ne se trouvassent réciproquement dans un désacord continuel. C'est cette influence prépondérante des lieux , des tempéramens et des circonstances , qui rend si communs les faits que j'appelle hasardés , et si rares eeux qui sont généralement constans.

Une autre cause du petit nombre de nos connaissances exactes à ce sujet , est l'impuissance de l'observation dans ce mélange informe des substances alimentaires , dont se compose l'art du cuisinier. Que peut-on conclure sur les résultats de tel ou de tel aliment quand , après le plus simple repas même , il se trouve mêlé dans notre estomac, avec une douzaine d'autres, sans compter les boissons? Il en est sur ce point de l'hygiène , comme de la matière médicale, la complication des préparations alimentaires nuit autant aux progrès de la première , que nuisent à ceux de la seconde les prescriptions composées. Ajoutons à cela que le nombre des sujets que l'observateur peut soumettre à son examen, est toujours borné au cercle de sa famille , ou de ses convives habituels. Aussi peut on remarquer que les traditions vulgaires sur ce chapitre de l'hygiène , forment presque tout le fond de nos connaissances médicales. Je ne parle point ici

de celles qui embrassent la partie théorique des alimens ,
leur classification , les rapports de la matière réparatrice,
avec la nature de nos pertes , l'idendité de cette matière
nutritive dans toutes les substances alimentaires,et autres
connaissances importantes dont les travaux du professeur Hallé ont enrichi la médecine (*a*). Je n'entends
désigner que la partie purement pratique du régime alimentaire, de celle qui se rapporte à ses effets consécutifs.
C'est véritablement sur ce point que la doctrine est presqu'entièrement vulgaire , fondée sur des observations
individuelles,et conséquemment féconde en faits hasardés.
Il faut regarder surtout comme tels, ainsi que je l'ai
énoncé plus haut, ceux qui ne suivent pas d'assez près
l'acte digestif pour qu'on puisse les admettre comme
étant le résultat des alimens sur lesquels s'opère cette
fonction.

Il est certain en effet que plus les phénomènes que
l'on attribue à l'usage de certains alimens, se montrent
instantanément après les avoir pris , moins on a lieu de
révoquer en doute cette action subséquente,et que plus les
prétendus effets des alimens sont tardifs, plus leur véritable cause en devient obscure et l'explication arbitraire.
Que l'on attribue au café la propriété de prolonger
la veille , à quelques fruits d'automne, celle de lâcher
modérément le tube intestinal, à certaines espèces de
champignons ,celle de causer des symptômes d'empoisonnement, aux asperges, celle de donner une odeur particulière aux urines, etc. ; c'est ce dont on ne peut douter
parce qu'ici l'effet suit de près la cause. Mais que l'on
avance que *la viande rend les hommes lourds et inca-*
pables d'études profondes , que *les prunes sont atté-*

(*a*) Voir le mot *aliment* dans l'Encyclopédie , par ordre des
matières.

*nuantes ou apéritives, les coings et les abricots anti-sep-
tique,* qué *les viandes marinées font naître plusieurs maladies de la peau,* que *la graisse et la moëlle des animaux
augmentent le sang et les fluides,* que *les soupes au lait
ont une tendance manifeste à obstruer le mésentère,* que *la
choux-croûte préserve des maladies épidémiques,* etc, etc;
c'est ce que l'on peut regarder comme très-douteux, quoique nombre d'auteurs aient donné comme certains, quelques-uns de ces faits. Quoi de plus probable en apparence,
et de plus généralement admis, que la production du scorbut
par l'effet des viandes salées ou marinées? Cependant un
auteur anglais, à qui l'on doit le meilleur traité du scorbut,
Lind, a prouvé par des faits comparatifs, que cette prétendue cause n'était pour rien dans la production de la
maladie. N'a-t-on pas cru et répété pendant un siècle,
que l'eau de neige qui fournissait à la boisson des habitans de la Maurienne et des Pyrennés, était la cause
de la grande quantité de goîtres qu'on voyait dans ces
contrées? Qu'on lise les observations de Bordeu, dans
son mémoire sur les écrouelles; celles de Fodéré, sur
le crétinisme, et l'on se convaincra du peu de fondement
de cette opinion.

Je regarde encore comme *faits hasardés,* une grande
partie de ce que notre auteur avance, sur les propriétés
qu'ont tel ou tel aliment, telles ou telles parties des
animaux, à faire un bon ou un mauvais chyle, à nourrir
ou à maigrir. Les phénomènes de maigreur et d'embonpoint
tiennent le plus souvent à des causes dont la profondeur nous échappe, ou plutôt aux différences inappré-
ciables des organisations individuelles.

B. Il n'est pas besoin de dire que j'entends par *faits
non-précisés,* ceux qui sont énoncés d'une manière
vague et indéterminée, qui ne laissent dans l'esprit

aucune idée claire et concise. Il m'a paru du moins que c'était le jugement que l'on devait porter de certaines propositions, de celles-ci par exemple : *la chair des animaux granivores fournit un aliment plus doux et plus naturel ; les jambons sont un aliment très-fort ; le lait de chèvre est supérieur en force à celui des autres animaux ; la chair d'oie est mal saine ; les canards fournissent une meilleure nouriture ; les légumes renferment beaucoup de particules crues qui ne peuvent s'assimiler à nos fluides ;* etc.

Ces assertions indéterminées, considérées d'une manière générale, sont en même temps, et des preuves incontestables de l'état reculé de la science, et des obstacles puissans à son avancement. Tant qu'on se contentera de recueillir vaguement les faits, et de les énoncer d'une manière plus vague encore, cette partie de l'hygiène sera à jamais stationnaire. Les sciences ont besoin de se faire une nomenclature exacte ; cependant toutes ne peuvent se la donner, et suivre impunément le brillant exemple que nous en a fourni de nos jours la chimie française. Il vaut peut-être mieux, dans une science, qui est encore peu avancée, attacher un sens précis aux dénominations vagues ou vieillies, que de les changer entièrement.

C'est ce qu'a fait le docteur Hallé dans l'article *Aliment* de l'encyclopédie méthodique, pour ces mots, *sec, humide, chaud, froid, léger, pesant, ferme, fort, attenuant,* et autres semblales, par lesquels le père de la médecine voulut désigner les différentes propriétés des alimens, mais qui en venant jusqu'à nous, à travers les théories de chaque siècle, et les différentes interprétations des auteurs avaient cessé d'offrir un sens distinct. Comme on retrouve ces termes dans presque tous les traités des alimens, et qu'il se présentent fréquemment aussi dans le cours de cette ouvrage, j'aurai contribué peut-être à en rendre la lecture plus facile , plus profitable, en rétablissant le vrai sens de ces mots, d'après le savant auteur que je viens de citer. En conséquence, on doit entendre par les mots *sec* et *humide*, la propriété qu'ont certains alimens de resserrer ou de relâcher le tube intestinal ; par l'épithète d'*ardent*, la propriété d'occasionner des rapports brûlans , un sentiment douloureux de chaleur le long de l'estomac et le long de l'œsophage; et par le mot *chaud*, la tendance de plusieurs alimens à exalter les forces vitales et particulièrement la chaleur animale , quoique l'expression opposée annonce moins une propriété contraire que celle de ne point échauffer.   Selon le même auteur les mots *léger* et *ténu ,* signifient, soluble, facile à digérer, entièrement opposés à ces expressions , *pesant*, *ferme* , qui présentent un sens totalement contraire. Le terme *fort* s'applique aux alimens qui , sous un petit volume, contiennent beaucoup de substance nutritive, et qui offrent à l'action de l'estomac un assez haut degré de résistence. Enfin, l'expression d'*attenuant ,* convient aux alimens qui diminuent l'embonpoint , soit à cause du peu de matière nutritive qu'ils fournissent , soit par suite des évacuations qu'ils provoquent.

C. Ce que j'ai dit dans les paragraphes A et B , suffit sans doute pour donner une idée du caractère d'authenticité que doivent présenter les faits de la troisième série, c'est-à-dire, ceux que l'on peut regarder comme *plus ou moins authentiques* : tous ceux en effet qui ne sont ni hasardés ni indéterminés doivent être plus ou moins vrais. Je répéterai encore ici que le caractère de vérité de ces faits sera d'autant moins douteux, qu'ils suivront de plus près la digestion des alimens dont ils sont l'effet consécutif., et qu'ils se reproduiront plus fréquemment dans un grand nombre d'individus, malgré la différence des tempéramens et des constitutions. On se tromperait cependant, si l'on croyait que les propriétés les plus constantes des alimens doivent se manifester chez la plûpart des hommes, qui jouissent d'une santé robuste. On peut au contraire établir comme proposition générale, que les effets consécutifs des différentes substances alimentaires, ceux sur-tout qui sont incommodes ou nuisibles, sont d'autant moins sensibles que la constitution de l'individu est plus forte, et le système gastrique doué de plus d'énergie. Le propre d'un estomac sain et robuste est de faire sans trouble et sans difficulté, un chyle également bon de toutes sortes d'alimens, et de n'être pas *sensiblement* affecté par leurs qualités échauffante, relâchante, oppressive, flatulente, etc.; propriétés nuisibles qui n'existent véritablement dans les alimens qu'en raison de la faiblesse et de la sensibilité excessive qu'ont acquis nosorganes, par suite des rafinemens du luxe et de l'intempérance des passions. Aussi est-ce auprès des personnes délicates, nerveuses, dont l'estomac est faible qu'il faut étudier l'action consécutive des alimens, parce que c'est particulièrement pour elles et d'après elles que sont établies les principales règles diététiques, et qu'ont été déterminées les différentes propriétés des alimens. Quoique celles-ci ne soient, en quelque sorte ostensibles que chez les individus dont nous parlons, il est à croire cependant qu'elles ne sont pas entièrement inactives dans les meilleurs estomacs, mais seulement qu'elles agissent d'une manière lente et plus obscure; semblables peut-être en cela aux propriétés de chaleur et de pesanteur de l'air, qui quoiquelles agissent sur tous les corps, ne sont pourtant (à un degré modéré) visiblement sensibles, que sur les plus petits, tels que les colonnes capillaires liquides du thermomètre et du baromètre.

Je crois devoir finir cette note, beaucoup déjà trop longue, par une vérité fondamentale, et qui quoique connue de tout le monde ne peut-être trop répétée : c'est que les effets les plus certains des alimens dans les propriétés sont le plus connues, sont continuellement modifiés par la force de *l'habitude* et de la constitution particulière de chaque individu ; de telle sorte que les faits qui sont le plus constamment vrais ne le sont que d'une manière très - générale, et seulement, lorsque les alimens qui produisent ces phénomènes ne sont pas d'un usage journalier et habituel. Remarquons cependant encore que ces effets que *l'habitude* rend de plus en plus faibles, et qu'elle finit bientôt par faire disparaître, sont particulièrement ceux qui *ont un caractère nuisible* ; et qu'au contraire, celles des propriétés alimentaires qni tendent à notre conservation, et d'où dépend la nutrition de toutes nos parties, ne sont en aucune manière affaiblies ou détruites par l'influence de *l'habitude*. Elle n'ôte rien aux effets salutaires des alimens les plus nourrissans, et les plus restaurans, tandis qu'elle neutralise les qualités meurtrières des substances nuisibles, de certains poisons et même d'une atmosphère chargée d'émanations pestilentielles. C'est ainsi qu'en approfondissant les lois admirables de l'économie animale, on revient de cet étonnement vulgaire, qui nous fait regarder la vie comme un problème ; et qu'alors, si quelque chose devient véritablement problématique, c'est bien moins la durée, que la destruction des individus, au milieu de cette intelligence *intestine* qui veille sans relâche à leur conservation.

(42) PAGE. 307. J'ai déjà *fait* sentir que l'on s'expo-

s ait à prendre une idée très-imparfaite de la manière
d'agir de substances introduites au-dedans de nous, si
l'on se bornait à croire que cette action ne différe en
rien de celle exercée extérieurement, par les mêmes substances sur les corps organisés. C'est encore le cas dont il
s'agitici. Si véritablement les liqueurs empêchent la digestion des alimens gras (ce qui est assurément très - douteux) ce doit être par une manière d'agir toute différente
de celle que notre auteur lui attribue.

Ces explications chimiques ou mécaniques sont très-
intelligibles, très-séduisantes ; mais elles ne peuvent
s'appliquer qu'aux phénomènes de la matière morte, et
nullement à ceux de l'économie animale. A une époque
moins éclairée de l'art médical, elles en envahirent les
diverses branches ; et cet envahissement fut suivi, sur-
tout en hygiène et en matière médicale, d'une foule de
conséquences qui peuvent être regardées, les unes
comme indifférentes, et les autres comme essentiellement
nuisibles.

En effet, démontrer que tel médicament ou tel aliment
connu par ses effets, n'agit de cette manière qu'en
raison de ses propriétés chimiques, ce n'était tout au
plus qu'une assertion indifférente : mais conclure que
telle substance inconnue en hygiène ou en matière médicale devait posséder telle qualité médicamenteuse en
raison de ses propriétés chimiques analogues, voilà qui
devenait une conséquence dangereuse. De pareilles conséquences furent plus nombreuses que l'on ne croit; et
notre matière médicale en est encore assez entachée, sur-
tout dans la classe des médicamens rafraîchissans, anti-
septiques et astringens. Je ne doute point, par exemple, que les propriétés rafraîchissantes du nitre n'aient
été primitivement établies sur ce fondement théorique :

et que la mesure du froid qui se développe par la dissolution de ce sel dans l'eau, ne lui ait valu sa réputation
d'anti-phlogistique. Il est certain du moins que lorsque
dans la pratique on le donne à une plus haute dose que
celle à laquelle on le prescrit communément et avec laquelle on n'obtient véritablement aucun effet marqué, il
produit alors un sentiment de chaleur dans l'estomac, et
constamment chez les personnes dont la poitrine est délicate, une toux sèche et fatigante. Je crois, sans en être
aussi sûr, que les acides, considérés seulement comme
anti-septiques, jouissent d'une réputation usurpée, et fondée simplement sur la propriété qu'ils ont de retarder la
putréfaction dans les corps privés de vie. On peut au
moins soupçonner fortement leur vertu d'après le peu
d'efficacité qu'ils ont dans les cas où ils paraissent le
mieux indiqués. J'ai cru observer que dans les affections gangréneuses, dans celles sur-tout qui portent le nom
de *gangrène humide* (et j'ai eu occasion de voir fréquemment cette maladie dans les hôpitaux militaires) que dans
ce cas, dis-je, qui d'après les prétendues propriétés des
acides, reclame le plus fortement leur emploi, ces substances n'étaient d'aucune efficacité, quoiqu'employées à
haute dose, tant à l'extérieur qu'à l'intérieur. Notons
encore, comme un fait qui dépose le plus fortement contre l'action chimique des médicamens, que le Kinkina et
le vin, qui sont, de tous les moyens médicinaux, les plus
propres à combattre ces putréfactions locales des corps
vivans, n'occupent, sur-tout ce dernier, qu'un rang très-
inférieur, parmi les anti-septiques les plus propres à arrêter la fermentation putride des corps morts.

(43) PAGE. 337. S'il est vrai, comme je l'ai établi
plus haut, note 24ᵉ, que ces fréquentes suppressions de la
transpiration sont une cause des moins prouvées de nos
maladies

maladies , on concevra très-difficilement le danger que
notre auteur attribue à l'usage des éventails. Ceci peut
être regardé comme un précepte minutieux, et les préceptes minutieux en matière d'hygiène ont toujours un grand
désavantage ; celui de nous présenter la santé comme un
bien qui se trouve à la merci de tout ce qui nous envi-
ronne : ce qui n'est propre qu'à jetter le lecteur dans une
pusillanimité hypocondriaque, et qu'à diminuer l'importance et la nécessité des grandes précautions en nous
occupant des plus superflues.

(44) Page. 35o. Les affections morales, source ordinaire des aliénations , agissent avec bien plus d'intensité
chez les personnes d'une profession sédentaire , que chez
les hommes adonnés à un genre de vie plus exercé et plus
varié. Plus la scène de nos occupations est étendue , mobile et variable , plus elle nous offre des moyens de distraction , de délassement et de consolation. On conçoit
par-là que l'uniformité d'un travail qui est journellement le même, et qui occupe les membres sans exiger aucun emploi des forces morales , doit être très-favorable
au développement des maladies de l'esprit ; et que sous
ce rapport les cordonniers, les tailleurs, les tisserands , doivent y être particulièrement disposés. Cependant on n'a
point observé en France que ces professions eussent fourni plus d'aliénés que les autres , et l'on ne doit point s'en
étonner : car ces maladies reconnaissant un grand nombre
de causes, dont plusieurs même sont de nature totalement
opposée , se rencontrent nécessairement dans toutes les
professions , dans les campagnes comme dans les villes , et
sous la tente comme dans le cabinet. Dans un tableau que
le docteur Pinel a donné de dix-huit cas de guérison de
cette maladie, on trouve sept militaires, trois laboureurs,
un batelier , un manœuvre , deux taneurs , un perru-
quier , un marchand, et deux tailleurs d'habit. On voit

N n

qu'ici les professions les plus exercées et les moins uni-
formes ont fourni le plus grand nombre d'aliénés. Mais
il faut observer que ce nombre n'est supérieur qu'en raison de celui des militaires ; et que l'art de la guerre pendant les campagnes de la révolution a produit plus d'aliénations qu'à l'ordinaire, par la raison que cette profession était devenue celle de tous les jeunes gens ,
dont la plûpart en outre avaient été arrachés forcément à
leurs affections, à leurs projets, à leurs espérances. Ainsi,
si l'on faisait abstraction, dans ce relevé, des sept
militaires, on trouverait la majorité des aliénés dans
les professions sédentaires. Si l'on regarde comme telles
encore la vie du cabinet, la culture des beaux-arts , il
n'y a pas de doute alors que l'on ne trouve parmi elles
le plus grand nombre de maniaques. « En compulsant ,
» dit le citoyen Pinel, les registres de l'hospice des alié-
» nés, on trouve inscrits beaucoup de prêtres et de moi-
» nes, ainsi que des gens de la campagne, égarés par un
» tableau effrayant de l'avenir ; plusieurs artistes , pein-
» tres, sculpteurs, musiciens ; quelques versificateurs
» extasiés de leurs productions, un assez grand nombre
» d'avocats et de procureurs : mais on n'y remarque au-
» cuns des hommes qui exercent habituellement leurs
» facultés intellectuelles ; point de naturaliste, point de
» physicien habile , point de chymiste, à plus forte rai-
» son point de géomètre. » (*Traité médico-philosophique
de la Manie.*)

(45) Page. 353. Lorsqu'il s'opère une sorte d'obli-
tération des facultés intellectuelles , telle que la décrit ici notre auteur, l'inactivité de l'esprit la précède
nécessairement, mais ne peut pas en être regardée comme la
véritable cause. C'est par elle que débute la démence sé-
nile, et l'imbécillité des adultes, sans qu'elle entre pour

rien dans les causes qui déterminent ces maladies de l'entendement. On conçoit en effet qu'une suite inévitable de la faiblesse commençante des facultés de l'esprit, doit être une grande lenteur dans l'exercice de ses fonctions. Sans doute, ces facultés acquièrent par un exercice soutenu une extension illimitée, mais il ne s'ensuit pas que l'inactivité puisse les détruire. Seulement elle les circonscrit dans le cercle limité des objets qui frappent l'individu, et des besoins qu'il éprouve. Bornées à ces étroites limites, les fonctions de l'esprit n'en sont que plus durables.

Ce n'est pas dans ces cas que l'on voit la mémoire s'éteindre et les facultés mentales se détruire; certainement la démence qu'amène la vieillesse, si commune dans les grandes villes, est beaucoup plus rare et même inconnue dans les cantons habités par les plus ineptes campagnards. C'est que l'aliénation ou la destruction des facultés intellectuelles tient bien moins à leur inaction, qu'à la fausse direction qu'on leur communique, à l'exercice immodéré qu'on en fait, et à l'exaltation que les passions leur impriment.

Au reste si les dernières lignes de ce chapitre nous ont paru exiger quelques réflexions critiques, nous avons apprécié d'une manière plus favorable, toutes les idées de l'auteur relatives au choix, aux avantages, aux inconvéniens, aux modifications des différentes espèces d'exercices. Les préceptes aussi simples que lumineux qu'il donne sur cette partie intéressante de l'hygiène rendent ce chapitre l'un des meilleurs de l'ouvrage, et l'un des plus dignes de l'attention des gens du monde.

(46) Page 378. On pourrait croire d'après ce passage, que l'on peut remédier aux effets de la constipation en provoquant les urines ou les sueurs, mais cette vue

théorique n'est point conforme aux lois de l'économie animale. Les fonctions du tube intestinal ne peuvent être remplacées par aucune autre ; et quand elles sont suspendues, tout autre moyen que celui qui parvient à les rétablir, est constamment nuisible. Il y a plus, c'est que l'augmentation des évacuations cutanées ne peut que rendre plus-fâcheuse la constipation, par-là même qu'elle la rend et plus insense et plus rébelle. On peut voir la raison de ce phénomène dans la note 24e.

(47) PAGE 388. Les fistules dont parle notre auteur, ne sont point incurables ; et la manière aussi simple que sûre d'en opérer la guérison doit être connue en Angleterre comme en France. Il ne s'agit que de tenir pendant long-temps, dans le canal urinaire, une sonde de gomme élastique qu'on y laisse à demeure nuit et jour, et constamment ouverte. La guérison de ces maladies fâcheuses, et auparavant incurables, est une de ces nombreuses découvertes qui, par leur simplicité autant que par leur infaillibilité, honorent le beau siècle de la chirurgie française.

(48) PAGE 390. Lorsqu'on considère le rôle important que jouent dans l'économie animale toutes les fonctions excrétoires, on voit qu'elles sont toutes également essentielles, et nécessaires à la conservation de la santé. Que l'on passe en revue les excrétions intestinale, urinaire, pulmonaire, et même salivaire ; je suis sûr qu'après s'être pénétré de l'intime liaison qu'elles ont avec la santé, on sera très-embarrassé à décider quelle est celle d'entr'elles qui est la plus importante. Si cette priorité devait être établie d'après le danger plus ou moins urgent qu'entraînerait la suppression de chacune d'elles, alors la fonction de la vessie prendrait le premier rang ; car il est démontré par l'expérience journalière, que la rétention de cette évacuation ne peut se

prolonger au delà de deux jours, sans être suivie d'une gangrène mortelle des organes urinaires.

(49) PAGE 398. L'altération la plus ordinaire que subit le cérumen quand il n'est pas soigneusement enlevé, est un épaississement considérable, qui entraîne souvent la surdité. J'ai vu deux exemples de cette maladie par cause pareille. L'ouïe revint dans l'un et l'autre cas, par l'extraction de cette matière concrète. Il n'est point impossible que le séjour prolongé de ce corps étranger donne lieu à la suppuration : mais je ne sache aucun exemple qui puisse confirmer cette idée de l'auteur. Les suppurations du conduit auditif dépendent de toute autre cause ; telles sont la carie des osselets, du rocher ou du conduit osseux, l'ulcération des méninges, l'érosion de la membrane du tympan ou de celle qui tapisse l'oreille, un dépôt même dans les substance du cerveau. Cependant nos connaissances sur ces flux purulents des oreilles sont encore bien imparfaites. Je suis assuré que dans certains cas cet écoulement n'est dû à aucune ulcération des os ni des parties molles, ainsi que je m'en suis convaincu par l'inspection cadavérique, en trois occasions différentes. Chez l'un des trois sujets la suppuration était survenue vers la fin d'une fièvre maligne ; chez les deux autres, elle était habituelle depuis nombre d'années. Chez aucune des trois l'inspection cadavérique ne démontra aucune lésion organique que l'on put regarder comme la source de l'humeur purulente ou puriforme. La membrane interne du conduit auditif la sécrétait-t-elle ainsi que le fait pour la production d'une humeur analogue, la membrane pituitaire dans le corysa ? c'est ce que je dus soupçonner, et ce que je ne pus cependant vérifier par l'examen de cette membrane, qui me parut avoir sa consistance et sa couleur naturelle.

(50) PAGE 299. Le saignement de nez est de toutes les

hémorrhagies la plus fréquente , la moins dangereuse et celle pour laquelle on réclame le plus rarement les conseils des gens de l'art ; aussi les moyens par lesquels on y remédie vulgairement sont-ils le plus souvent défectueux et nuisibles. Il est rare que cette évacuation soit assez abondante, pour exiger des moyens de répression ; l'état de faiblesse qu'elle entraîne, quand elle a duré quelque temps, ne manque presque jamais d'en amener la cessation. Tous les procédés usités en pareil cas, me paraissent dangereux, s'ils ne sont pas infructueux, en ce qu'ils tendent à réprimer une évacuation salutaire. Cela est vrai au moins , lorsque le saignement de nez n'est point trop fréquent, ni causé par aucune blessure ou contusion, et qu'il survient spontanément dans les personnes douées d'un tempérament sanguin, ou sujettes aux maux de tête, dans les grandes chaleurs , dans l'âge de l'adolescence, et chez les personnes disposées à la phthisie. Je crois même qu'il est avantageux aux individus, qui, théoriquement parlant, devraient en retirer moins d'utilité ; je veux parler des jeunes personnes régulièrement menstruées, et qui, indépendamment de cette évacuation naturelle sont quelquefois sujettes à de fréquens saignemens de nez. J'ai vu mourir de phthisie, une jeune femme, qui attribuait le crachement de sang abondant par lequel avait débuté son mal , à ce qu'on l'avait guérie , peu de temps avant son mariage , d'un saignement de nez presque journalier, et dont elle éprouvait à chaque fois de bons effets. Une dame de ma connaissance , et qui y était aussi très-sujette, étant demoiselle, était attaquée d'une extinction de voix, toutes les fois que l'on empêchait, par quelque moyen que ce fût, le libre écoulement du sang.

Il y a des observations qui constatent le danger de s'opposer à cette hémorrhagie, dans les cas même où sa

fréquente répétition et son abondance semblent véritablement reclamer des moyens répressifs. Le docteur Bosquil-
lon, dans sa traduction de la *Médecine de Cullen,* cite l'e-
xemple d'un tailleur chez lequel le saignement de nez était
si fréquent qu'il se répétait chaque jour toutes les deux ou
trois heures. Le sang était tellement décoloré qu'il teignait
à peine les linges ; tout semblait commander d'arrêter
cet écoulement; c'est ce qu'on fit. Mais bientôt toutes les
veines du visage se gonflèrent extraordinairement ; il
survint un mal de tête violent, du malaise, de l'anxiété,
et autres symptômes fâcheux. Tous ces accidens ne se
dissipèrent que lorsque le sang eut repris son cours par
le nez, et qu'on eut abandonné la maladie à la nature.

(51) Page 417. C'est bien moins dans un état avancé
de la grossesse que pendant les premiers mois et surtout
les premières semaines, que l'acte de la génération peut
provoquer une fausse couche. Cette même cause agit bien
plus sûrement encore quand la constitution de la femme
est sanguine et qu'elle se livre avec vivacité à ses
desirs, vers l'époque qui correspond au retour des menstrues.

(52) Page 433. Nous sommes jusqu'à un certain point
maîtres de nos actions, mais nullement de nos idées, et
de celles sur-tout qui tiennent au sentiment impérieux de
nos besoins physiques. Tout ce que peut faire alors la
personne la plus chaste est de résister à cette impulsion
naturelle ; mais il ne lui est pas donné d'y soustraire son
esprit et d'échapper à l'empire d'une imagination active
qui milite sans cesse en faveur de la nature. Il suffit souvent de ce combat intérieur et sans cesse renaisssant,
pour donner lieu au *priapisme* chez l'homme ; et chez
les femmes, même les plus sages, à une sorte d'aliénation mentale, que l'on a nommée *fureur utérine ,*
et qui est caractérisée par des desirs violens, des aga-

ceries et de provocations continuelles. Ainsi l'on peut dire, pour justifier les déplorables victimes de cette maladie que l'égarement de leur raison dépose même en faveur de leur privation et de leur longue résistance ; et que souvent même cette aliénation dépend d'un état morbifique de la matrice.

S'il est une passion dont les excès soient plus dignes de la pitié que du mépris des hommes, c'est assurément celle de l'amour physique , parce qu'elle est de toutes la plus dépendante du mode particulier de notre constitution , et la plus organique en quelque sorte.

Rien ne le prouve mieux que l'influence qu'ont sur elle des moyens purement physiques. On sait à quel usage on employait le nénuphar dans presque tous les couvens de religieuses , et à quelles intentions furent inventés le jeûne, les disciplines et les pieuses macérations de la pénitence. La médecine emploie dans le même but un régime peu nourrissant , les débilitans et sur-tout la saignée. Je ne crois pas qu'il existe un exemple plus remarquable du succès et de l'abus de ces moyens , que celui qui nous a été transmis par Naudé et qui se trouve rapporté dans l'Encyclopédie méthodique; article *Affections.*

« Un médecin s'appercevant de l'infidélité de sa
» femme et supposant que la force de son tempéra-
» ment était la cause de ses amours illicites, s'avisa
» du moyen suivant pour la faire changer de vie.
» Une nuit qu'il était couché avec elle , il se lève en
» sursaut, crie au voleur, se jette sur ses armes, tire deux
» ou trois coups de pistolet, frappe de son épée les tables ,
» les chenets et jette l'épouvante dans la maison. Le
» matin, lorsque tout fut tranquille , il se lève, tâte le
» pouls à sa femme , feint de lui trouver beaucoup de
» fièvre , et de regarder son état comme très-dangereux
» si on ne lui fait sur-le-champ sept à huit saignées. Il
» en vient ensuite aux ventouses , à des purgations fré.

» quentes, et la tient ainsi au lit pendant cinq à six mois.
» Par ce moyen il refroidit tellement son tempérament
» et la rendit si maigre, si pâle, si exténuée qu'il étei-
» gnit, dans cette pauvre femme, tout le feu de l'amour. »

(53) PAGE 441. Le rire artificiellement excité par des chatouillemens dans le région des flancs est sur-tout avantageux aux enfans noués, à ceux particulièrement qui sont atteints de cet engorgement du bas-ventre qu'on nomme le carreau. On peut encore regarder ce procédé comme un bon moyen d'exercice qui met en jeu non-seulement les membres des enfans, mais encore tous les organes des deux grandes cavités du tronc, et même la charpente de la poitrine dont il favorise l'ampliation.

(54) PAGE 452. On court risque de hasarder ses ex-plications et de mettre la théorie en désaccord avec les faits, lorsqu'on cherche à rendre raison de l'effet des passions par des transports subits ou des afflus d'humeurs. C'est ce qu'on a fait ici en attribuant à l'affluence de la bile le vomissement, le mal-aise et le serrement d'es-tomac qui accompagnent un accès de colere. Il suffit, pour se convaincre du peu de fondement de cette asser-tion, de remarquer 1°. que ces effets sont instantanés et que l'accumulation de la bile ne peut se faire qu'avec une certaine lenteur ; 2°. que ces phénomènes sont moins ordinaires aux tempéramens bilieux qu'aux personnes douées d'une grande sensibilité ; et 3°. que le vomisse-ment dans ces sortes de cas donne rarement des matieres bilieuses, mais tantôt une matière glaireuse et insipide, tantôt une eau, d'une saveur acide qui agace les dents, et d'autre fois seulement des matières alimentaires. Ainsi l'on peut *présumer* que ces phénomènes appartiennent entièrement à un excitement de la sensibilité nerveuse dont les passions semblent établir le centre principal dans la région de l'estomac. C'est là, et non au cœur, que se font

ressentir les langueurs de la tristesse , les horripilations
de la terreur , le serrement du désespoir , les anxiétés
de l'amour malheureux et les épanouissemens de l'amour
satisfait. C'est encore là , qu'après la mort de ces êtres
passionnés, on trouve, dans les lésions des organes cir-
convoisins, des effets physiques et réels de ces causes
morales et souvent imaginaires.

(55) Page. 455. Il s'en faut de beaucoup que l'on
puisse appliquer à la plûpart des affections de l'ame ce
vieil adage philosophique : *que les contraires se guéris-
sent par les contraires.* L'on a vu quelquefois l'amour se
guérir par la haîne , et quoique cette espèce de guérison
soit assurément la moins solide et la plus rare , on en a
conclu que toutes nos passions pouvaient se comporter de
même. Cependant je demande si l'examen de chacune
d'elles en particulier ne détruit pas entièrement cette
assertion hypothétique. Guérit-on immédiatement la peur
par le courage ; la tristesse, par la gaieté ; la colère
par la douceur ; l'avarice, par la prodigalité et un désespoir raisonné ou un penchant irrésistible au suicide, par
un retour complet aux espérances les plus flatteuses et
aux plus douces illusions de la vie ? — L'amour même ,
qui de toutes les passions est la plus susceptible de cette
métamorphose subite, se change-t-il fréquemment en une
véritable haîne ? Que les projets de vengeance que cette
dernière passion dicte aux amans , qui en apparence ont
cessé de l'être, viennent à se réaliser, et on les verra tous
reprendre le langage de l'amour bien plus que celui du
remord et dire comme Hermione au ministre de ses fu-
reurs :

> Tais-toi, perfide ,
> Et n'impute qu'à toi ton lâche parricide.
> Va faire chez les Grecs admirer ta fureur ;
> Va , je la désaveue et tu me fais horreur.

» Barbare ! Qu'as-tu fait ? Avec quelle furie
« As-tu tranché le cours d'une si belle vie !

» Et ne voyais-tu pas dans mes emportemens
» Que mon cœur démentait ma bouche à tous momens !
» Quand je l'aurais voulu, fallait-il y souscrire ?
» N'as-tu pas dû cent fois te le faire redire ?
» Toi-même, avant le coup, me venir consulter,
» Y revenir encore ou plutôt m'éviter ?

» Adieu, tu peux partir. Je demeure en Epire ;
» Je renonce à la Grèce, à Sparte, à son empire,
» A toute ma famille. »

Tel est le sentiment de haîne qui succède ordinairement à celui de l'amour. On voit combien les moralistes doivent peu compter sur la nature de ce changement, autant pour la destruction d'une passion dangereuse, que pour le retour de la tranquillité. Celle-ci ne s'allie point à un état devenu si pénible et par les souvenirs du passé et par les privations du présent. Si cette sorte de haîne est un remède contre l'amour, il faut avouer que le remède est plus dangereux que le mal.

Il est, pour le traitement moral des passions, un moyen plus efficace que celui des impulsions opposées, et plus conforme sur-tout à la marche naturelle des affections du cœur humain. Ce moyen consiste à remplacer le sentiment que l'on veut combattre, par un autre qui diffère peu de celui-là. Ainsi, par exemple, une vive amitié, une dévotion fervente touchent de près à l'amour et peuvent dans maintes circonstances servir d'aliment aux affections expansives que ce sentiment laisse après lui. Mais ces deux moyens correctifs n'ont du succès qu'auprès des femmes : chez elles l'amour , considéré sous le rapport moral, n'est en quelque sorte que le besoin d'aimer , que peuvent, jusqu'à un certain point, remplir l'amitié et la dévotion ; mais chez les hommes c'est un sentiment bien plus complexe auquel s'associe une grande activité de forces morales , qu'entretiennent et que réveillent, sans cesse la crainte, l'espérance , l'incertitude, et sur-tout le stimulus de la résistance. Aussi faut-il ici des moyens de distraction plus actifs et plus analogues à cet état tumultueux des facultés du cœur et de l'esprit. C'est alors qu'on peut substituer à l'amour, à ce besoin d'agir et de sentir, le goût de la gloire militaire , d'une réputation littéraire , et des distinctions sociales.

La même règle s'applique principalement à toutes les affections tristes. Ainsi l'on peut éloigner le désespoir par la tristesse , la tristesse par la mélancolie, et celle-ci par une teinte de gaieté modérée , etc.

Mais dans tous les cas de médecine morale, il y a peu de succès à attendre si l'on ne s'appuie sur une profonde connaissance du cœur et de l'esprit humain. Il faut s'identifier avec l'homme moral si l'on veut avoir quelque empire sur lui. Le grand art consiste à prendre sa manière d'être , quelque défectueuse qu'elle soit , avant de vouloir lui en donner une autre plus sage ou plus avantageuse. Il faut descendre jusqu'à lui, avant de vouloir l'élever jusqu'à soi ; partager ou feindre de partager ses peines , sa colère, ses emportemens, ses idées, sa croyance et même ses erreurs ; ainsi qu'on le fait souvent avec tant de succès dans le traitement moral de la manie. Pourquoi ne suivrait-on pas la même marche dans l'exaltation des facultés de l'ame ? Il y a moins de différence qu'on ne croit entre plusieurs de nos passions et certaines espèces d'aliénations mentales. Quelques degrés de plus d'énergie , une durée un peu plus longue dans les premières ; voilà la seule différence.

(56) Page 456. Je ne sache pas qu'il existe aucun fait bien constaté qui prouve la qualité venimeuse de la salive de l'homme, dans les violens accès de colère. Les lois de l'économie animale ne s'opposent point cependant à la possibilité de ce phénomène, surtout si l'on en juge par ce qui a lieu chez les animaux venimeux. Il est prouvé, par des faits plus ou moins concluans, que l'humeur vénéneuse qu'ils inoculent par leur morsure ou leur piqûre, possède des qualités d'autant plus actives et pernicieuses, que leur colère est violente. On sait encore que cette même humeur, recueillie après la mort, et appliquée sur la plaie d'un animal vivant, ou mêlée même avec des substances alimentaires, n'est suivie d'aucun accident.

Il est même des animaux qui, sans être naturellement venimeux, le deviennent dans la colère. Le Lama, qui est un animal domestique du Pérou, doué de beaucoup de douceur et de docilité, présente cet étonnant phénomène. Lorsqu'excédé de fatigue, il est excité au travail par un maître inhumain, il excréte sur lui une salive corrosive, qui irrite fortement les parties qui se trouvent à nud et y fait lever des cloches.

On remarque aussi chez l'homme cette influence active des passions sur le mode et la nature des excrétions. Le chagrin fait couler les larmes, la fureur dessèche les glandes salivaires, une colère concentrée agit sur le foye, et porte la bile à la surface de la peau ; la frayeur provoque l'écoulement des urines, et la vue d'un objet séduisant accélère la sécrétion de l'humeur séminale.

Nous connaissons peu le mode d'altération que doit éprouver l'humeur sécrétée dans ces circonstances orageuses ; mais nous ne pouvons douter qu'il ne s'opère des changemens notables dans ses qualités physiques et vitales. Les larmes qu'arrache le chagrin, le désespoir et

même la fureur sont souvent âcres , salées et brûlantes ;
un violent accès de colère communique à l'instant même ;
des qualités malfaitantes au lait des nourrices ; et leur
nourrisson , s'il prend le sein immédiatement ou peu de
temps après , est exposé à contracter l'épilepsie ou toute
autre affection convulsive.

(57) PAGE 467. Quoiqu'il soit assez naturel de penser que toutes les parties de l'organisation animale sont
appellées à une fonction quelconque , il est pourtant
digne d'observation que quelques-unes de ces parties
paraissent avoir été condamnées par la nature, à une
nullité plus ou moins complette; tels sont les muscles
qui s'attachent à l'oreille externe de l'homme, et qui,
quoiqu'en dise notre auteur, n'ont jamais été destinés à
la mouvoir sensiblement. Comment ces petits faisceaux
musculeux auraient - ils pu imprimer des mouvemens
considérables à cette espèce de coquille naturellement
applatie et disposée à fleur-de-tête ? Sans doute il serait
difficile de se rendre autrement raison de cette oiseuse
production, si de pareilles dispositions ne se rencontraient
fréquemment dans presque toutes les espèces d'animaux.
Il résulte même de l'observation de ces parties inertes ,
un fait général et des plus piquans , sur l'organisation
générale des corps vivans : c'est que la nature parait
avoir formé chaque classe sur un plan unique ; et qu'elle
a pourvu aux différences caractéristiques des espèces, en
donnant plus ou moins d'extension aux organes et aux
parties diverses dont chacune d'elles est composée , et
qu'elle a diversement modifiées, sans en ajouter ni en re-
trancher. Ainsi les muscles de l'oreille, chez l'homme,
ne sont que les traces ou les rudimens de ceux dont sont
pourvus quelques mammifères à longues oreilles. Les
anatomistes se sont beaucoup occupés à rechercher quel
pouvait être, dans l'homme, l'usage d'un certain muscle

qu'on nomme plantaire-grêle, et qui paraît véritablement
ne remplir aucune fonction. L'anatomie comparée démontre que c'est encore une de ces parties oiseuses qui
ne sont là que comme des indices d'un plan généralet uniforme. Ainsi ce même muscle prend chez les mammifères, un volume plus considérable, et sert plus que
tout autre à la flexion du pied. Il en est de même d'un
petit muscle des parois du bas-ventre, nommé pyramidal,
qui, chez l'homme ne remplit aucune espèce de fonction,
et qui, dans le genre des *didelphes*, sert à fermer la
bourse dans laquelle ces animaux logent leurs petits
aussitôt après leur naissance.

Un résultat intéressant qu'offre ce genre, en apparence
très-limité de recherches anatomiques, est la rareté comparative de ces rudimens dans l'espèce humaine. Il
semble que c'est pour elle qu'a été fait la plan général
de l'organisation animale; et que c'est pour les autres
espèces qu'ont été établies les différentes modifications,
additions et suppressions. Aussi trouve-t-on dans les
mammifères et même dans quelques autres classes d'a-
nimaux, des traces de l'organisation humaine, et beaucoup de rudimens inutiles de ses parties les plus caractéristiques, telles que les mains. Ainsi dans le singe, qui par sa
conformation se rapproche le plus de l'homme, on trouve
déjà la main considérablement déformée; et l'un des
doigts le plus essentiel à l'usage de cette partie, le
pouce, n'est plus qu'un véritable rudiment. Dans les
espèces qui paraissent, moins que bien d'autres, être pourvues de cet organe, comme les animaux à sabots, on
découvre encore, par la dissection, des doigts assez distincts; et ce qui est surtout étonnant, vu l'immobilité de
ces doigts, c'est qu'ils sont pourvus de quelques-uns des
muscles pricipaux qui servent, chez l'homme, à leur
faire exécuter leurs mouvemens.

On trouve encore dans un sexe, des rudimens d'un organe qui appartient essentiellement à l'autre ; tels sont
les mamelles chez les mâles des animaux mammifères.

On voit donc que ce principe, qui est peut-être de
tous le plus généralement vrai : que la *nature n'a rien
fait en vain* est sujet à un certain nombre d'exceptions.

(58)P. 476.Peut-on regarder comme démontré par l'expérience, ce que notre auteur, à l'exemple de tous ceux qui
ont traité des maladies des yeux, dit ici de la myopie; *que
cette incommodité se répare par les progrès de l'âge ?*
Cette opinion générale ne serait-elle point encore une de
celles qui ne reposent que sur un apperçu théorique ? et
n'aurait-on pas mis en fait que la vue courte diminue
aux approches de la vieillesse, par cela seul qu'elle *doit*
diminuer, parce qu'elle dépend d'une trop grande con-
vexité du globe de l'œil ? — Assurément si c'était-là la
véritable cause de la myopie , on ne verrait pas tant de
différences dans la conformation extérieure des yeux de
ceux qui sont atteints de cette incommodité. Des yeux
petits , peu saillans, peu convexes n'en seraient aucunement affectés. Cependant elle est presque aussi commune dans ceux-ci que dans ceux qui sont gros, très-or-
biculaires et à fleur-de-tête. Je n'entrerai point dans l'examen des causes prochaines que l'on pourrait avec plus
de probabilité substituer à celles que nous combattons ici.
J'affirmerai seulement, au sujet de ce vice de la vision et
des changemens favorables que l'âge doit y apporter, que
nombre d'informations que j'ai prises à ce sujet, auprès
des personnes âgées et myopes, m'ont fait regarder cette
amélioration comme très-rare, sinon illusoire. Chez quel-
qués-uns même, cette incommodité, au lieu de diminuer
par l'âge, n'avait fait qu'augmenter; et je puis assurer que
parmi ceux-là il y en avait un dont les yeux avaient été
jadis, selon son rapport, très-saillans, très-convexes, et
qni

qui me parurent, au moment où je les examinais, passable-
ment enfoncés, applatis et rapetissés par les effets de l'âge.
Au reste, comme ce ne sont-là que des faits négatifs, je
ne les donne point comme concluans, mais comme propres seulement à jetter du doute sur l'éthiologie de la
myopie et à conduire à de nouvelles recherches.

(56) PAGE 476. Cette égale répartion des biens et des
maux daus toutes les classes de la société est une vérité
des plus consolantes , quoique des moins senties et qui
souffre peu d'exceptions, parce qu'elle a sa source dans les
loisles plus invariables de la sensibilité. On sait que cette
propriété s'use promptement par de vives et fréquentes
jouissances, par la satisfaction plenière de tous nos desirs ou plutôt par l'habitude de n'avoir rien à desirer
vivement et longuement. Néanmoins il faut le dire, cette
satiété n'existe point pour un grand nombre de jouissances , comme celles de l'ambition , de l'avarice ,
du luxe et de la gloire. Mais il faut pour se rendre raison de cette différence , distinguer nécessairement deux
sortes de desirs : 1°. ceux qui ont une relation directe
avec notre organisation physique , et dont nous jouissons
entièrement lorsqu'ils sont remplis ; 2°. et ceux qui se
rapportant à des besoins plus ou moins factices ou étrangers à notre organisation , ne nous procurent qu'une
jouissance imparfaite et toujours *relative*.

Il faut faire entrer parmi les premiers, les besoins et les
jouissances des sens, le plaisir qu'entraine le libre exercice de toutes les fonctions animales. C'est par la satis faction
complette et immodérée de cette sorte de desirs, que
s'usent les forces physiques et morales, et la faculté de
sentir et de jouir. Je ne sache pas qu'il soit un exemple
plus mémorable de cette inévitable conséquence, que
celui que nous offrent les dernières années de la vie de

Louis XV. On sait le degré d'insensibilité où ce prince était tombé par suite de ses débauches et de ses faciles aventures du parc aux cerfs, lorsque, des fenêtres de son château, il s'arrêtait à voir, d'un œil sec et distrait, le convoi funèbre de Mad. de Pompadour, celle de ses maîtresses la plus belle, et la plus long-temps aimée.

Aux desirs du second ordre, appartiennent ceux des richesses ; des honneurs, de la gloire, de l'éclat extérieur, desirs véritablement insatiables, et qui ne peuvent nous satisfaire ; même lorsqu'ils sont pleinement satisfaits. Les objets de contentement qu'ils nous offrent sont autant de phantômes qui, nous échappent lorsque nous croyons les embrasser ; et voilà pourquoi il n'est point ici de satiété.

La fortune et la gloire ne contentent qu'imparfaitement le petit nombre de ceux qu'elles favorisent de la manière la plus éclatante ; leurs dons les plus magnifiques ne procurent que des demi jouissances, et encore sont-elles *relatives*, ainsi que je l'ai déjà énoncé. Il faut pour être goutées qu'elles soient en quelque sorte assaisonnées par l'admiration et l'attention publique, et qu'aucune supériorité n'en flétrise l'éclat. Il fallait à Alexandre pour jouir de toute sa gloire, que toute la ville d'Athènes s'en entretint. Il eut fallu à César pour se contenter de la sienne que la vue de la statue d'Alexandre ne lui rappellât pas l'infériorité de sa propre renommée.

La vie serait sans plaisir durable, s'il n'existait un juste milieu, entre ces besoins qui l'affadissent par leur satiété et ceux qui l'agitent sans cesse par leur insatiabilité. Heureusement il est une autre classe de jouissances qui, au lieu de s'émousser par la répétition et l'habitude, n'en deviennent que plus vives et plus nécessaires à notre bien être moral. Ce sont celles qui, pour la plùpart, se

trouvent à la disposition de tous les hommes, et qui
découlent du commerce de l'amitié, de l'alternative d'un
travail assidu et d'un repos mêlé de quelques plaisirs
modérés, de la culture limitée et sans prétention des
arts, des lettres ou des sciences, et du charme inalté-
rable de la vie privée et des affections domestiques.

Fin des Notes.

TABLE

DES CHAPITRES

Contenus dans le second Volume,

Fin de la Table du second et dernier Volume.

Pages. Lignes.
359 2 occurence , lisez occurence.
Id. 3 tout , lisez tous.
363 15 beaume , lisez baume.
400 4 sa santé , la santé.
466 3 parc , lisez par.
477 9 toujours , lisez souvent.
485 24 gentleman's , lisez gentleman's.
494 2 net , lisez nette.
510 15 s'enflamment , lisez s'emflamment.
514 13 apporter , lisez rapporter.
Id. 33 J'écarterai , lisez j'écartai.
516 1 infaiblement , lisez infailliblement.
Id. 16 démontré , lisez démontrés.
525 8 l'effet lisez l'effet.
Id. 20 dévacuations , lisez d'évacuations.
634 3 ses soins , lisez les soins.
Id. 11 mions , lisez moins.
537 6 buoillante , lisez bouillante.
538 12 ratachent , lisez rattachent.
541 33 réussisen , lisez réussissent.
542 22 marche est telle , lisez marche est simple et.
543 26 Moliere. lisez Molière :
546 12 développement , lisez développement.
Id. 24 crées , lisez créés.
Id. 32 dévelopement , lisez développement.
552 11 e rendent , lisez se rendent.
554 22 santeurs , lisez santeur.
556 25 indiqué , lisez indiquée.
357 19 absoption , lisez absorption.
557 19 bereau , lisez berceau,
563 3 maladies , fébriles , lisez maladies fébriles.
563 19 propre , lisez propres.
585 25 aucune , lisez aucun.
588 3 maladie lisez maladie ,
589 4 cette , lisez cette.
593 10 violente , lisez plus violente.
595 26 le plus essentiel , lisez les plus essentiels.
Id. 28 tout autre , lisez toute autre.
570 34 moin , lisez moins.
571 34 com , lisez compa
576 10 le long de l'estomac , lisez dans l'estomac.
579 9 lui , lisez leur.
585 29 arrê , lisez arrêtés.

www.ingramcontent.com/pod-product-compliance
Lightning Source LLC
LaVergne TN
LVHW021533170726
843501LV00004B/1062